Schmerzmanagement auf einen Blick

Schmerzmanagement auf einen Blick

Claudia Winkelmann, Anke Görgner

Programmbereich Gesundheitsberufe
Wissenschaftlicher Beirat Programmbereich Gesundheitsberufe

Jutta Berding, Osnabrück; Sophie Karoline Brandt, Bern; Heidi Höppner, Berlin; Heike Kubat, Feldbach; Christiane Mentrup, Zürich; Sascha Sommer, Bochum; Birgit Stubner, Erlangen-Nürnberg; Ursula Walkenhorst, Osnabrück; Claudia Winkelmann, Berlin

Claudia Winkelmann
Anke Görgner

Schmerzmanagement auf einen Blick

Wissen – Kompetenz – Performanz

hogrefe

Claudia Winkelmann, Prof. Dr. rer. med., Professorin für Betriebswirtschaft und Management, Alice-Salomon-Hochschule Berlin
Anke Görgner, Dr. med., Fachärztin für Anästhesie / Notfallmedizin und Naturheilverfahren, Leitende Notärztin, Privatpraxis und Tagesklinik für Naturmedizin, Leipzig

Bibliografische Information der Deutschen Nationalbibliothek
Die Deutsche Nationalbibliothek verzeichnet diese Publikation in der Deutschen Nationalbibliografie; detaillierte bibliografische Daten sind im Internet über http://www.dnb.de abrufbar.

Anregungen und Zuschriften bitte an:
Hogrefe AG
Lektorat Gesundheitsberufe
z. Hd.: Barbara Müller
Länggass-Strasse 76
3012 Bern
Schweiz
Tel: +41 31 300 45 00
info@hogrefe.ch
www.hogrefe.ch

Lektorat: Barbara Müller
Herstellung: Daniel Berger
Umschlagabbildung: manusapon kasosod, Getty Images
Umschlag: Claude Borer, Riehen
Satz: Claudia Wild, Konstanz
Druck und buchbinderische Verarbeitung: Multiprint Ltd., Kostinbrod
Printed in Bulgaria

1. Auflage 2023

(E-Book-ISBN_PDF 978-3-456-96289-4)
(E-Book-ISBN_EPUB 978-3-456-76289-0)
ISBN 978-3-456-86289-7
https://doi.org/10.1024/86289-000

Inhaltsverzeichnis

Danksagung

Ein besonderer Dank geht an Friederike Keifel, langjähriges aktives Mitglied als Physiotherapeutin im Arbeitskreis Patienteninformation der Deutschen Schmerzgesellschaft, für den konstruktiven und hilfreichen Austausch im Zusammenhang mit dem Schmerzmanagement und insbesondere für die produktiven Gespräche zur Geschichte, zu Tendenzen in der Patient:innenversorgung und ihrer Praxiseinschätzung zu Hands-on-Techniken. Wir danken ebenfalls Prof. Dr. Toni Graf-Baumann, Facharzt für Anästhesie und Intensiv- und Notfallmedizin, für den konstruktiven fachlichen Austausch, die Bestärkung und die damit verbundenen Impulse. Sehr herzlich danken wir allen, die uns bei der Entwicklung des neuen Schmerztests HaShTaG unterstützt haben: Maik Görgner-Heinze für die Erstellung der Grafiken und für die konstruktive Aufbereitung der Daten, den Gesundheitsexpertinnen Constance Franke, Mandy Jenner und Sabine Pappe vom Team der Praxis und Tagesklinik für Naturmedizin in Leipzig für die Erprobung des HaShTaGs im klinischen Alltag und allen Patient:innen für ihr Vertrauen, ihre geduldige Mitarbeit und ihr Feedback des Schmerztests. Nicht zuletzt danken wir ebenfalls Barbara Müller, Programmleiterin Gesundheitsberufe im Hogrefe Verlag, ganz herzlich für ihr unerschütterliches Festhalten an der Umsetzung der CanMEDS-Reihe in diesem speziellen Duktus.

C. Winkelmann und A. Görgner

CanMEDS – Die Zukunft im Gesundheitssystem

Von allen in der Gesundheitsversorgung beteiligten Berufsangehörigen werden heute nicht nur fachliche Fähigkeiten und Fertigkeiten erwartet. Mehr noch: Therapeut:innen[1], Pflegende und Ärzt:innen haben selbst den Anspruch sinnstiftender Tätigkeit und wollen bspw. auf Augenhöhe im interdisziplinären Team oder in Vertretung für die ihnen anvertrauten Patient:innen aktiv sein. Das sogenannte CanMEDS Rollenkonzept spiegelt diese Vielfalt der Berufsrollen wider. CanMEDS wurde ursprünglich in Canada als Rahmenkonzept für die allgemeinmedizinische Ausbildung entwickelt. Zwischenzeitlich dient es sowohl in verschiedenen Ländern in der Medizinausbildung als auch für die therapeutischen Qualifikationen als Grundlage für die Curricula und lebenszyklusorientierte Personalentwicklung. Das Modell umfasst sieben Berufsrollen (**Tabelle 1**).

Nach dem Verständnis des Rollenmodells kann keine der Berufsrollen eigenständig für sich stehen. Das Rollenmodell ermöglicht eine gewisse Ordnung und Strukturierung. Mit ihm kommt zum Ausdruck, dass sich die notwendigen Kompetenzen für eine optimale Gesundheitsversorgung überschneiden. Dennoch können diesbezügliche Kernaspekte identifiziert werden (siehe **Abbildung E-1**). Die einzelnen Titel dieser Buchreihe sind den jeweiligen Berufsrollen zugeordnet und unterstützen deren Entfaltung.

Text: C. Winkelmann

1 In diesem Buch verwenden wir unterschiedliche Schreibweisen, um geschlechtsneutral zu bleiben. Auch wenn wir zumeist aus Gründen der Lesbarkeit die männliche Sprachform oder eine neutrale Form bei personenbezogenen Substantiven und Pronomen verwenden, impliziert dies keinesfalls eine Benachteiligung der jeweiligen anderen Geschlechter.

Tabelle 1: CanMEDS Rollen im Überblick (Winkelmann & Helmer-Denzel, 2021)

CanMEDS-Rollenbezeichnung	Anwendungsbezug	Aktivität	Praxis
Medical Expert	Expert:in	primär patientennah	berufsspezifische Tätigkeit
Health Advocate	Gesundheitsberater:in	primär patientennah	Stärken der Selbstwirksamkeit, Aufzeigen von Potenzialen
Professional	Professionsangehörige:r	primär patientennah	ethisches, empathisches, respektvolles und gesellschaftsorientiertes Handeln
Collaborator	Teamplayer	primär patientenfern	aktives Mitwirken im Behandlungsteam
Communicator	Kommunikator:in	primär patientenfern	Sammeln, Aufbereiten und adäquates Weitergeben von Informationen
Scholar	Wissensmanager:in	primär patientenfern	lebenszyklusorientierte, selbstmotivierte berufliche Entwicklungsarbeit inkl. der Erfahrungsweitergabe
Manager	Verantwortungsträger:in	primär patientenfern	Organisation, Innovation und Anpassung von Strukturen und Versorgungsprozessen

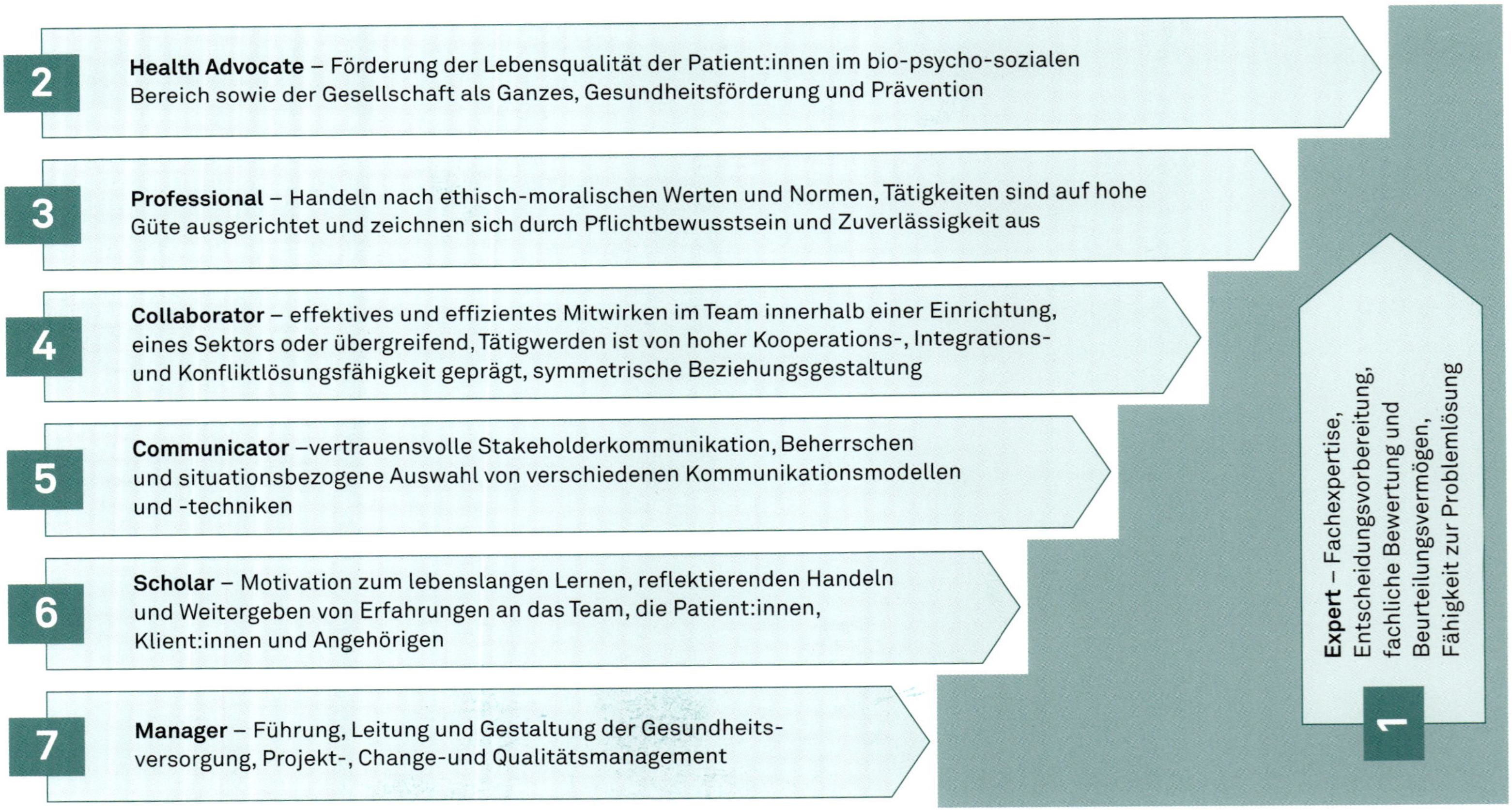

Abbildung E-1: Zusammenhang der Berufsrollen zur optimalen Gesundheitsversorgung (Winkelmann & Rogalski, 2021)

Einführung zur Rolle als Medical Expert, Expert:in für Gesundheitsversorgung

Es liegt nahe, dass die Rolle Expert:in für Gesundheitsversorgung eine besondere Stellung im CanMEDS-Konzept einnimmt (**Abbildung E-1**). Nach dem CanMEDS-Verständnis kann sich Experte nur nennen, wer sich der weiteren Rollen bewusst ist und auch hierin Expertise erlangt. Ebenso wird eine grundständige Qualifikation für einen Beruf in der Gesundheitsversorgung als Basis angenommen. So muss beispielsweise die Physiotherapeutin auch die Organisation der eigentlichen Intervention wie Raum, Materialien oder Terminierung, aber auch die Kommunikation mit anderen Berufsgruppen oder den Teammitgliedern im Blick haben. Erst das Zusammenspiel und Ausfüllen aller Rollen macht den Gesundheitsexperten aus. Nicht selten – und das belegen auch Untersuchungen unter den Berufsangehörigen der Gesundheits- und Gesundheitsfachberufe – werden die mit den anderen Rollen verbundenen Aufgaben als weniger wichtig angesehen oder sogar bewusst oder unbewusst abgelehnt, z. B. die Rolle „Manager“. Dabei handelt es sich häufig um eine Haltung oder Einstellung. Interprofessionelle und interdisziplinäre Zusammenarbeit, Kommunikation, reibungsarme Organisation der Abläufe, Einhaltung von Vereinbarungen, Empathiefähigkeit, keine Allmachtsphantasien, Selbstfürsorge, Wille zum lebenslangen Lernen und zur Weitergabe von Wissen, wertschätzende Kommunikation mit allen Beteiligten sind quasi Grundlagen für das funktionierende Miteinander in der Gesundheitseinrichtung und bereiten somit den Boden für die optimale Versorgung der anvertrauten Patient:innen.

Die Berufsangehörigen der Gesundheitsberufe und Gesundheitsfachberufe erfüllen mit ihren Fähigkeiten und Fertigkeiten eine durch nichts zu ersetzende Funktion in der Gesellschaft – dies speziell auch mit Blick auf die demografische Entwicklung, den medizinisch-technischen Fortschritt und die Zunahme der Komplexität von Gesundheit und Krankheit. Dabei stehen die bio-psycho-sozio-kulturellen Aspekte der anvertrauten Patient:innen im Mittelpunkt aller Maßnahmen und Konzepte der Versorgung. Gleichwohl sind ethische, wirtschaftliche und rechtliche Rahmenbedingungen einzuhalten. Damit wird wissenschaftliches Denken und Handeln notwendig im Spiegel der Praxis und uneingeschränkter Reflexionsbereitschaft.

Die Rolle Expert:in für Gesundheitsversorgung umfasst im Kern medizinisches Fachwissen (übergreifend und disziplinär), wissenschaftliches Arbeiten (Forschung, Recherche), fachpraktische Fähigkeiten und Fertigkeiten (Intervention, Behandlung) sowie klinische Entscheidungsfindung (Bewertung, Vorausschau, Verantwortungsübernahme). Der Einsatz bezieht sich auf den ambulanten, teilstationären und/oder vollstationären Versorgungssektor in Prävention und Gesundheitsförderung, Kuration, Rehabilitation und/oder Palliation. Aufgrund der extremen Ausdifferenzierung sind Expert:innen für Gesundheitsversorgung erforderlich. Sie sind wissenschaftlich fundiert in Theorie und Praxis aus-, fort- und weitergebildet. Sie üben ihren gewählten Beruf eigenverantwortlich und selbstständig aus, sorgen in diesem Zusammenhang eigenständig für umfassenden Erkenntnisgewinn und nehmen Gelegenheit zur Fort- und Weiterbildung wahr, so z. B. im Rahmen von Zertifikatskursen, Einzelseminaren oder Kongressen. Ausschlaggebend aber ist die Performanz, das heißt das gelingende Anwenden von Kenntnissen, Fähigkeiten und Fertigkeiten sowie das professionelle Verhalten gegenüber allen Beteiligten und sich selbst im Sinne der Selbstfürsorge.

Relevantes Wissen, Forschung und Recherche, klinische Fähigkeiten und Fertigkeiten in Prävention, Kuration, Rehabilitation und Palliation sowie ethische Grundhaltungen und ein positives Menschenbild prägen die Rolle Expert:in für Gesundheitsversorgung.

Die inhaltlichen Aspekte sind einerseits das erkrankungsbezogene Wissen zu

- Begrifflichkeit,
- Epidemiologie,
- Pathophysiologie,
- Ätiologie,
- Klinik,
- Diagnostik,
- Therapie,
- Prognose,
- Prävention und
- Versorgungspfaden.

Andererseits geht es um die erkrankungsbezogene Handlungskompetenz in

- diagnostischen Verfahren,
- therapeutischen Verfahren und Maßnahmen,
- Erste-Hilfe-Maßnahmen und Notfallmaßnahmen und
- Präventionsmaßnahmen.

In diesem Fachbuch wird der Fokus auf erkrankungsbezogenes Wissen gelegt mit dem Wunsch, dass aufgrund der Verwendung zahlreicher Beispiele, Praxisbezüge und Vorlagen die Anwendung in der Praxis gelingt und damit die Entwicklung bzw. Weiterentwicklung von Handlungskompetenz gefördert wird.

Ziel ist es, dass Pflegekräfte, Physiotherapeut:innen, Ergotherapeut:innen, Ärzt:innen als Expert:innen für Gesundheitsversorgung unter Integration aller CanMEDS-Rollen eine ihrem Berufsstand und Ausbildungsgrad entsprechende, ethisch fundierte, patient:innen- und klient:innen-zentrierte Gesundheitsversorgung realisieren und zwar entlang des gesamten Gesundheitsversorgungsprozesses (**Abbildung E-2**). Dieser hier im Fachbuch zugrunde gelegte Prozess setzt auf einem Fundament an Wissen sowie dem Willen, dieses Wissen in der Gesundheitsversorgung anzuwenden, auf. Er verläuft dann vom ersten Patient:innen- bzw. Klient:innenkontakt mit der Untersuchung und Befunderhebung über die Therapiezielformulie-

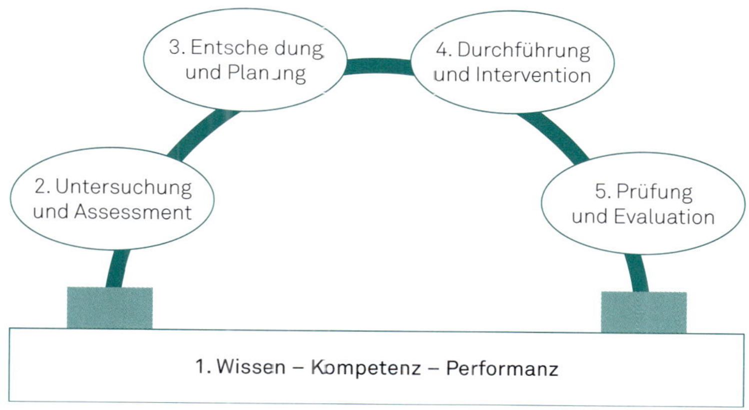

Abbildung E-2: Grundlegender Gesundheitsversorgungsprozess; C. Winkelmann.

rung und -planung, die Maßnahmenauswahl und -durchführung bis hin zur Verlaufskontrolle, Prüfung und Evaluation. Die im Zuge des Gesundheitsversorgungsprozesses gewonnenen Erkenntnisse fließen wiederum als interne und externe Evidenz in das Fundament ein und bilden somit einen erweiterten Ausgangspunkt für den nächsten Zyklus. Dazu sind Expert:innen für Gesundheitsversorgung unter dem Wirtschaftlichkeitsgebot in der Lage, präventive, diagnostische, therapeutische, rehabilitative und/oder palliative Maßnahmen angemessen, effektiv und effizient einzusetzen.

Hierfür nutzen sie ihre Kompetenz in den weiteren CanMEDS-Rollen (Winkelmann & Helmer-Denzel, 2021; Winkelmann & Rogalski, 2021; Winkelmann & Helmer-Denzel, 2022).

Jeder einzelnen der fünf Phasen sind Definitionen, Instrumente, Modelle und Ansätze zugeordnet, die für die Realisierung der betreffenden Phase besonders relevant scheinen. Die Zuordnung ist je nach Betrachtungsweise zum Teil variabel und zur optimalen Gesundheitsversorgung haben alle Phasen gleichermaßen Gewicht.

Das Buch ist eine Einladung, sich als Expert:in für Gesundheitsversorgung zu begreifen, zu reflektieren und sich sowohl persönlich als auch fachübergreifend weiterzuentwickeln. Dies ist insbesondere in der Verantwortung als aktiv Mitwirkende in der Gesundheitsversorgung und der Beziehungsgestaltung mit Patient:innen, Klient:innen, Angehörigen und anderen Akteur:innen im Gesundheits- und Sozialwesen bedeutsam.

In diesem Fachbuch sollen Spezialist:innen für Schmerzmanagement und auch solche, die sich hierfür besonders angesprochen fühlen, adressiert werden. Im Fokus stehen Patient:innen und Klient:innen, die akut, chronisch oder chronifiziert an Schmerzen leiden und die möglichen diagnostischen und therapeutischen Interventionen entlang des Schmerzmanagement-Prozesses.

Wozu wird ein spezielles Schmerzmanagement benötigt? Schmerzen, unabhängig davon, ob es sich um Kopf-, Bauch-, Wundschmerzen oder Schmerzen im Zusammenhang mit Trauer und Verlust handelt, treten vereinzelt oder gehäuft im Laufe des Lebens eines Menschen auf. In aller Regel werden Schmerzen und damit einhergehende Einschränkungen als Belastung – und zwar körperlich, psychisch und sozial – bewertet. Dabei hat der „Schmerzsinn" durchaus seine Berechtigung. Dieses Erleiden eines unangenehmen Sinnes- und Gefühlserlebnisses ist überlebenswichtig. Der hohe Leidensdruck und die eingeschränkte Lebensqualität der Patient:innen und Klient:innen sind insgesamt sehr komplex und können durch ein adäquates Schmerzmanagement im interdisziplinär besetzten Team gemildert werden.

Zum Schmerzmanagement zählen die ausführliche Anamnese und Befundung aus den verschiedenen fachlichen Perspektiven, das Zusammenführen und die daraus abgeleitete Zielstellung sowie das auch mit dem Patienten abgestimmte Vorgehen. Es gibt eine Vielzahl von Therapiemaßnahmen (medikamentös, physiotherapeutisch, ergotherapeutisch, pflegerisch, psychotherapeutisch, phytotherapeutisch etc.). Daher ist bei der Auswahl die Kenntnis von den Wirkmechanismen unter Beachtung der individuellen Erfahrungen und Reaktionsmuster des Patienten erforderlich. Die Auswertung, Verlaufskontrolle und das Austauschen über die Ergebnisse sind wichtige Elemente im Schmerzmanagement-Prozess, um Erkenntnisse zu teilen und in den Prozess mit dem Anspruch der optimalen Patientenversorgung einfließen zu lassen.

Alle Berufsangehörigen der Gesundheitsberufe und Gesundheitsfachberufe können durch präventive Maßnahmen einen wichtigen Beitrag leisten, sodass Patient:innen und Klient:innen optimal vorbereitet, informiert und angeleitet sind und gesundheitskompetent den Verlauf positiv mitgestalten können. Patient:innen und Klient:innen gelten in diesem Sinne als Teil des Teams. Ihre intrinsische Motivation gilt es zu fördern und Demotivation zu verhindern. Dies kann bspw. durch Gesprächsangebote oder Information zu Abläufen und möglichen Empfindungen sowie zu Reiz-Reaktionsketten geschehen (siehe **Abbildung E-1**, Rollen „Communicator und Scholar“).

Text: C. Winkelmann

Tipp zur Nutzung des Buches

In diesem Buch wird mit Blick auf die weiter zunehmende Komplexität der Versorgung im Gesundheitswesen die Rolle Medical Expert (Expert:in für Gesundheitsversorgung) fokussiert. Die fünf Kapitel des Buches sind entlang eines einfachen Modells des Gesundheitsversorgungsprozesses (hier insbesondere des Schmerzmanagement-Prozesses aus Sicht der Physiotherapie) angelegt. Dieses heuristische Modell dient der Strukturierung.

Zunächst führt jedes Kapitel theoretisch in die jeweilige Prozessphase ein. Im Kapitel selbst – also einer Phase im Schmerzmanagement-Prozess – werden inhaltliche Aspekte, die in dieser Phase relevant sind, näher beleuchtet. Dabei handelt es sich um spezielle Definitionen, Instrumente und Denkansätze. Diese Aspekte werden anschließend in alphabetischer Reihenfolge beschrieben. Wesentlich ist, dass die getroffene Auswahl keinen Anspruch auf Vollständigkeit erhebt. Vielmehr soll damit eine Grundlage geschaffen und die Anregung zur weiteren Vertiefung und praktischen Anwendung gegeben werden. Zu jedem Inhalt gibt es weitere Beispiele, um die Brücke zwischen Theorie und Praxis zu schlagen. Wenn Sie bereits im Rahmen der Gesundheitsversorgung mit Patient:innen, die an chronischen Schmerzen erkrankt sind, Lösungen erarbeiten, dann kann dieses Fachbuch eine Art Bestätigung verschiedener Aspekte sein. Mit der im Buch dargestellten Vielfalt möchten wir Sie gern einladen, auch neue und weitere Ansätze kennenzulernen, andere Instrumente auszuprobieren und für die erfolgreiche Versorgung von Patient:innen und Klient:innen einzusetzen.

Die Buchreihe möchte an die einzelnen CanMEDS-Rollen heranführen. Damit dieser Anspruch erfüllt werden kann, wird im Buch auf einen starken Theorie-Praxis-Transfer mit Anwendungsbeispielen geachtet. Der Duktus ist absichtlich „backrezeptartig" gehalten. Neben kurzen Texten gibt es zu jedem Aspekt ergänzende Grafiken, Abbildungen oder Tabellen, die einerseits das Verständnis erleichtern sollen, aber auch als Muster oder Kopiervorlage, z. B. im Rahmen der Patient:innenedukation, geeignet sein können. Damit ist es möglich, sich mit der anspruchsvollen Rolle Medical Expert, insbesondere Expert:in für Schmerzmanagement, auseinanderzusetzen und eigene Situationen zu reflektieren. Hierfür und zum Vertiefen wird in diesem Fachbuch mit Querverweisen auch auf die weiteren Titel der CanMEDS-Reihe gearbeitet. Zudem ist am Ende des Buches eine Literaturauswahl aufgelistet.

Text: C. Winkelmann

1 Wissen – Kompetenz - Performanz

Statistiken belegen, was der familiäre und Berufsalltag widerspiegelt: speziell in den Gesundheitsberufen und Gesundheitsfachberufen gehört das Schmerzmanagement zu den berufsalltäglichen Maßnahmen, aber Physiotherapeut:innen, Ergotherapeut:innen, Osteopath:innen, Pflegefachkräfte und Ärzt:innen sind auch selbst betroffen. In vielen Fällen handelt es sich dabei um Schmerzen im muskuloskelettalen System, z. B. präsentiert als Rückenschmerzen. Neben akuten Schmerzen stehen die chronischen Schmerzen im Fokus der Gesundheitsversorgung. Die Leidensgeschichte der davon betroffenen Patient:innen und Klient:innen dauert oft mehrere Jahrzehnte. Bis sie eine für sie passende, wirksame Schmerztherapie erhalten, vergehen nicht selten zwei Jahre und mehr. In vielen Fällen

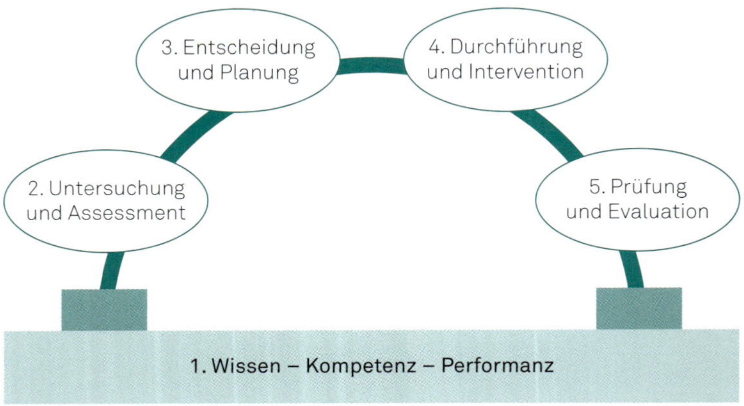

Abbildung 1-0: Wissen, Kompetenz und Performanz als Basis des Gesundheitsversorgungsprozesses.

gelingt dies gar nicht. Dabei lässt sich Schmerz nicht auf eine Dimension begrenzen, sondern beeinflusst die körperlichen, psychischen und sozialen Befindlichkeiten und umgekehrt. Ebenso wirken kulturelle Aspekte ein. Das ist auch der Grund, weshalb Schmerzmanagement nur im Team und unter Einbezug der Patient:innen bzw. Klient:innen und dessen Umwelt gelingen kann. Um dieser Komplexität in der Gesundheitsversorgung entsprechen zu können, wird ein adäquates Schmerzmanagement benötigt. Dabei handelt es sich zunächst um einen Sockel aus Wissen, Kompetenz und - letztlich für die Patient:innen und Klient:innen entscheidend - aus Performanz (Abbildung 1-0). Das Wissen bezieht sich einerseits direkt auf den Schmerz, die Differenzierung von Schmerz und die Schmerzentstehung, aber andererseits ist dieses Fachwissen für das Schmerzmanagement auch um Wissen zu den Versorgungseinrichtungen oder zu den Gesundheitsmodellen zu komplettieren. Interne und externe Evidenz sind die Grundlage, jedoch ohne den Willen, das Wissen in der Praxis und Entscheidungsfindung sowie mit Blick auf das Therapieziel verantwortungsvoll und gelingend anzuwenden, verpuffen Erkenntnisse, Forschungsergebnisse sowie Lehr- und Lerninhalte. Ebenso muss dieser Sockel aus Wissen, Kompetenz und Performanz ständig gepflegt, aktualisiert und weiterentwickelt werden. Überholtes Wissen muss bereinigt werden. Neue Erkenntnisse in Leitlinien und Standards müssen einfließen und die eigenen Fähigkeiten und Fertigkeiten im Sinne des lebenslangen bzw. lebensbegleitenden Lernens dynamisch aufgefrischt werden, z. B. im Rahmen von Fort- und Weiterbildungsangeboten, Kongressen und Symposien. Hier wird zudem der Weitergabe von Wissen, Erkenntnissen und Erfahrungen eine große Bedeutung beigemessen. Dazu zählt u. a. die

Netzwerkarbeit, die bspw. die Interaktion mit Selbsthilfegruppen (S. 120) und Verbänden, aber auch anderen Disziplinen und Gesundheitsversorgungseinrichtungen miteinschließt.

In diesem Kapitel des Fachbuchs wird der Fokus auf eine breite und tiefe Wissensbasis gelegt. Kurz gehaltene Texte werden mit zahlreichen Beispielen ergänzt. Wann immer sinnvoll und relevant wird zur Visualisierung und als Vorlage-Empfehlung mit Grafiken, Abbildungen oder Tabellen gearbeitet. Damit soll die Motivation zum Theorie-Praxis-Transfer unterstützt werden.

Abbildung und Text: C. Winkelmann

1.1 Übersicht der Aspekte

Akute Schmerzen

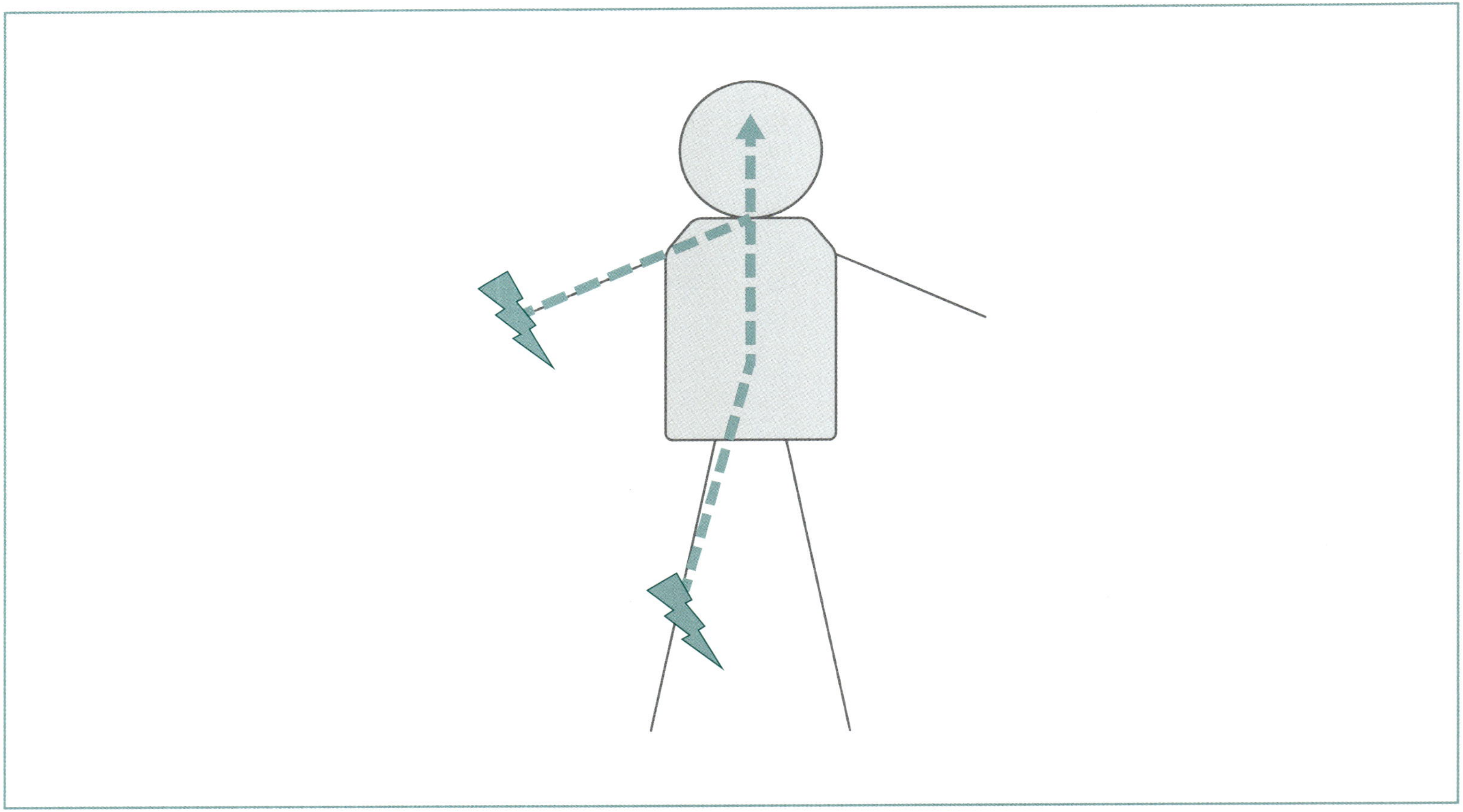

Abbildung 1-1: Akute Schmerzen

Der akute Schmerz gilt als Warnsignal. Er ist die Reaktion auf einen Reiz, von dem eine Gewebeschädigung ausgeht oder auszugehen droht. Reize können mechanisch, thermisch, chemisch, aktinisch sein. All diese Reize spielen in der Untersuchung und Therapie eine wichtige Rolle, z.B. als Druck oder Zug. Die typischen, physiologischen Reaktionen sind der Flucht- und Schutzreflex (also ein Ausweichen, Wegbewegen oder auch verbal geäußert als Angriff der Schrei), um die Gewebeschädigung oder die drohende schwere Verletzung zu verhindern. Dieser Schmerz entsteht im Gehirn. Es ordnet das Schmerzereignis durch den Vergleich mit früheren Erlebnissen ein. Daraus ergeben sich unterschiedliche Reaktionsmöglichkeiten der Kompensation, wozu auch zählt, die beim Kochen verbrannte Hand sofort unter kaltes Wasser zu halten, eine Blase am Fuß mit Pflaster zu versorgen, die schmerzende Stelle nach einem Stoß mit einem Eisbeutel zu kühlen und ruhig zu stellen. Durch den Schmerz wird im Gehirn die Aufmerksamkeit sofort auf eine Gefahr gerichtet. Parallel kommt es zur Anspannung der Muskulatur und zu einem Blutdruck-, Puls- und Atemfrequenzanstieg. Als Reaktionen können auch Übelkeit, Erbrechen, Angst- und Ohnmachtsgefühl sowie Bewusstlosigkeit auftreten. Das Hirn regt die Freisetzung schmerzlindernder, körpereigener Substanzen an. Um die Schmerzempfindung (S. 52) durch Unterbrechung der Schmerzweiterleitung zu reduzieren, werden Botenstoffe vom Hirn über die Nervenbahnen zur entsprechenden Stelle im Rückenmark gesendet.

Abbildung und Text: C. Winkelmann

Chronische Schmerzen

Lfd.-Nr.	Beschreibung der Syndrome	Check
01	Chronische primäre Schmerzsyndrome sind Schmerzen in mindestens einer anatomischen Region, die entweder persistieren oder für > drei Monate wiederkehren und funktionelle Behinderung oder emotionalen Stress verursachen. Als chronisch primäres Schmerzsyndrom wird auch solcher Schmerz eingeordnet, dem keine andere chronische Schmerzstörung zugeordnet werden kann.	
02	Bei chronischen sekundären Schmerzsyndromen ist eine Krankheit die zugrunde liegende Ursache für chronische Schmerzen, die dann als Symptome dieser Erkrankung angesehen werden.	
03	Chronische krebsbedingte Schmerzen umfassen Schmerzen, die durch einen Primärtumor, Metastasen oder Krebsbehandlungen, einschließlich Chemotherapie, Operation und Strahlentherapie, verursacht werden.	
04	Chronisch postoperativer oder posttraumatischer Schmerz umfasst Schmerzen nach einer Operation oder einem Trauma und ist oft neuropathischer Natur.	
05	Chronischer neuropathischer Schmerz ist auf eine Erkrankung oder Läsion des somatosensorischen Nervensystems zurückzuführen.	
06	Chronische Kopfschmerzen oder orofaziale Schmerzen sind definiert als Kopfschmerzen oder orofaziale Schmerzen, die für > zwei Stunden pro Tag an mindestens 50% der Tage für mindestens drei Monate auftreten.	
07	Chronischer sekundärer viszeraler Schmerz bezeichnet wiederkehrenden oder persistierenden Schmerz, der aus den inneren Organen des Halses und/oder Kopfes sowie aus den Hohlräumen des Brustkorbs, des Bauchraums und des Beckens stammt.	
08	Chronischer sekundärer, muskuloskelettaler Schmerz ist definiert durch wiederkehrende oder anhaltende Schmerzen, die in Verbindung mit einer Erkrankung der Knochen, Muskeln, Sehnen, Gelenke, Kapseln, Faszien oder weiteren muskuloskelettalen Geweben auftreten.	

Tabelle 1-1: Chronische Schmerzen

Chronische Schmerzen sind solche Schmerzen, bei denen einerseits die Heilungsdauer die physiologische Norm übersteigt und andererseits die Signal- und Warnfunktion nicht gegeben ist. Daher haben chronische Schmerzen eine besondere Bedeutung in der Gesundheitsversorgung. Diese Schmerzen scheinen sinn- und funktionslos. Damit geht einher, dass eine bloße Konzentration auf Organe, wie sie im bio-medizinischen Krankheitsmodell erfolgt (z. B. Kopf-, Bauchschmerzen), hier nicht geeignet ist, um den betroffenen Patient:innen bzw. Klient:innen Linderung zu verschaffen. Vielmehr handelt es sich um ein eigenständiges Krankheitsbild, das im bio-psycho-sozialen Modell gedacht und praktiziert werden muss. Das heißt, es handelt sich bei chronisch primären Schmerzen nicht um ein Symptom, und chronische Schmerzen sind auch keine psychische Erkrankung. Bei diesen chronischen Schmerzstörungen können primäre von sekundären unterschieden werden.

Primär bedeutet, dass der chronische Schmerz die Hauptsymptomatik ist (also im Rahmen chronischer Schmerzsyndrome, z. B. Fibromyalgie, komplexes regionales Schmerzsyndrom). Sekundär bedeutet, dass der chronische Schmerz als Folge einer chronischen Störung (z. B. chronisch neuropathischer Schmerz) besteht. Es gibt demnach eine ursprüngliche Diagnose. Chronische Schmerzen können bereits im Kindesalter bestehen, wobei Mädchen häufiger betroffen sind als Jungen der gleichen Alterskohorte.

Tabelle und Text: C. Winkelmann

Explizites Gedächtnis

In empirischen Studien zum episodischen Schmerzgedächtnis, deren Gegenstand das Erinnern an die Intensität eines zurückliegenden Schmerzerlebens war, wurde belegt, dass bei der Erinnerung mit Ungenauigkeiten von rund 10–20% ausgegangen werden muss.

Nicht eindeutig bekannt ist, ob diese Ungenauigkeit im Erinnerungsvermögen vornehmlich im Zusammenhang mit dem Schmerzerleben im Vergleich zu anderen Gedächtnisinhalten (z.B. Urlaubsreise) auftritt.

Patient:innen überschätzen häufig die eingetretene Schmerzlinderung im Vergleich zu Daten und Berechnung auf Basis der von ihnen geführten Schmerztagebücher.

Um diesem Umstand zu entsprechen, werden bspw. Online-Schmerztagebücher eingesetzt, die die tägliche Eintragung verlangen.

Kasten 1-1: Explizites Gedächtnis

Das explizite Gedächtnis ist im Schmerzmanagement bedeutsam und lässt sich in das semantische und episodische Gedächtnis unterteilen.

Beim semantischen Gedächtnis geht es um Zahlen, Daten und Fakten. Es wird daher auch als Wissensgedächtnis bezeichnet. Die Inhalte haben Einfluss auf das Verhältnis von Patient:in bzw. Klient:in und dem ärztlichen, therapeutischen, pflegerischen, sozialen Dienst (Winkelmann & Helmer-Denzel, 2021). Alle Beteiligten haben individuelle Vorstellungen von den Schmerzmechanismen, unterschiedliches Vorwissen und Erfahrung. Dies wirkt sich bei der Untersuchung, Diagnosestellung, interprofessionellen Zusammenarbeit und Vernetzung sowie auf die Behandlungsplanung und letztlich den Behandlungserfolg aus. Gegengesteuert wird hier bspw. durch Patient:innenedukation, Selbsthilfegruppen (S. 120), spezielle Qualifikationen der Gesundheitsfachberufe und Gesundheitsberufe oder auch durch interdisziplinäre Schmerzkonferenzen (S. 114).

Beim episodischen Gedächtnis handelt es sich um das Erinnern von Ereignissen und selbst erlebten Schmerzen. Es wird daher u.a. auch als autobiografisches Gedächtnis bezeichnet. So wäre die für die Therapiezieldefinition und Behandlungsdurchführung vorausgesetzte Anamnese nicht oder stark eingeschränkt möglich, würde sich der Patient bzw. Klient nicht erinnern können. Studien belegen jedoch, dass insbesondere Schmerzqualitäten und ihre affektive Komponente im Rahmen des episodischen Gedächtnisses nur ungenau sind. Die Inhalte verblassen schnell, wenn sie nicht durch Wiederholungen konsolidiert werden. Dies gilt auch für das Langzeitgedächtnis. Im tertiären (oder auch permanenten) Gedächtnis verbleiben nur wenige Inhalte (z.B. der Rufname). Können Inhalte nicht unmittelbar abgerufen werden, liegt das auch am Prozess des Erinnerns, der gestört sein kann.

Kasten und Text: C. Winkelmann

Geschichtlicher Abriss der Schmerztherapie

Prägende Vorreiter der Schmerztherapie im Rahmen der Physikalischen und Rehabilitativen Medizin

Der Schweizer Arzt und Naturphilosoph **Paracelsus** (1494–1541) widmete sein ganzes Leben der Ursachenerforschung von Krankheiten und deren Heilung mit natürlichen Mitteln. Nach seiner Ansicht unterliegen die Ursachen von Krankheiten von fünf Krankheitseinflüssen: Gestirne, Gifte, Konstitution, Geister und der Einfluss Gottes.

„Die Dosis macht das Gift." war sein heute noch gebrauchter Beitrag zur Therapie von Krankheiten, insbesondere zur Arzneimittellehre. Jede Substanz kann – abhängig von der Dosierung – der Gesundheit schaden.

Die heilende Wirkung von Wasser war bereits seit der Antike bekannt und fand entsprechend breite Anwendung. Aber erst mit dem „Kräuterpfarrer" **Sebastian Kneipp** (1821–1897) und seinen Studien, der schriftlichen Dokumentation und Archivierung der Ergebnisse wurde die Wirkung von Temperaturreizen (kalte Güsse und Bäder) auf das vegetative Nervensystem belegt. Auf dieser Basis entwickelte er ein multimodales Behandlungskonzept mit fünf Säulen:

Hydrotherapie, Phytotherapie, Bewegungstherapie, Ernährungstherapie und Ordnungstherapie.

„Im Maße liegt die Ordnung, jedes Zuviel und jedes Zuwenig setzt an Stelle der Gesundheit Krankheit." postulierte er und sah hier Maßnahmen wie Tagesstrukturierung, Achtsamkeit und Psychohygiene, die heute zum Teil auch in der sozialen Arbeit angewendet werden.

Kasten 1-2: Geschichtlicher Abriss der Schmerztherapie

Bereits Aristoteles (384–322 v. Chr.) sah Schmerz als Variante des Berührungssinns. Ab dem 12. Jahrhundert wurden für chirurgische Eingriffe verschiedene Methoden mit betäubender, schlaffördernder und schmerzausschaltender Wirkung angewendet. Aber erst die Entdeckung von Leonardo da Vinci (1452–1519), dass das Gehirn für die Schmerzentstehung wichtig ist, gab der Schmerzforschung die entscheidende Richtung.

So stellte von Frey (um 1904) fest, dass es gut abgrenzbare Druck-, Kälte-, Wärme- und Schmerzpunkte gibt. Als Wegbereiter der Physiologie des Schmerzes gilt Sherrington (1906), der den Begriff Nozizeptor einführte. Adrian und Zotterman wiesen 1926 mittels elektrophysiologischer Ableitungen nach, dass durch schmerzhafte Reize C-Fasern aktiviert werden.

In der ersten Hälfte des 20. Jahrhunderts verwies der Neurowissenschaftler Foerster auf die Bedeutung des sympathischen Nervensystems für die Schmerztherapie. Der Chirurg Kirschner entwickelte verschiedene Anästhesieverfahren. Der Franzose Leriche führte den Begriff der Schmerzkrankheit ein. Der amerikanische Anästhesist Beecher konnte die These widerlegen, dass die Schwere der Verletzung mit den Schmerzen korreliert. Er zeigte, dass Schmerz eine subjektive Erfahrung des Einzelnen ist und kam zu dem Ergebnis, dass weniger die Behandlung der Schmerzen im Vordergrund stehen muss, sondern die Behandlung der Psyche.

Kasten und Text: F. Keifel

Halbseitenregel, Head-Zonen

naturmedizin anke görgner

Patient: Rolf Recht
Diagnosen: Schmerzen rechte Schulter, Fatigue, Meteorismus, Insomnie
Seite: rechts

Kopf: ØKS ØDS NAP frei, Sehstörung re. Blutdruck: 103 / 80 67
Pulmo: bds. belüftet VA, ØRGs
Cor: HA rhythmisch ØNG
Abd.: DS re. OB Øpath. Resistenzen

Trp. / Reflexzone / Organ	rechts	links
M. Masseter	2	1
M. Sternocleidomastoideus	3	2–3
M. Trapezius	4–5	2–3
M. Pectoralis	4–5	3
M. Deltoideus	3	2
M. Trizeps brachii	4–5	1–2
Leber	5–6	
Magen		2–3
Darm	4–5	1–2
L1	3	1
L2	4–5	1–2
L3	5–6	2
L4	3	2
L5	3	1–2

dr. med. anke görgner | Privatpraxis und Tagesklinik für Naturmedizin | Floßplatz 31 | 04107 Leipzig | Tel.: 0341 – 993 838 50

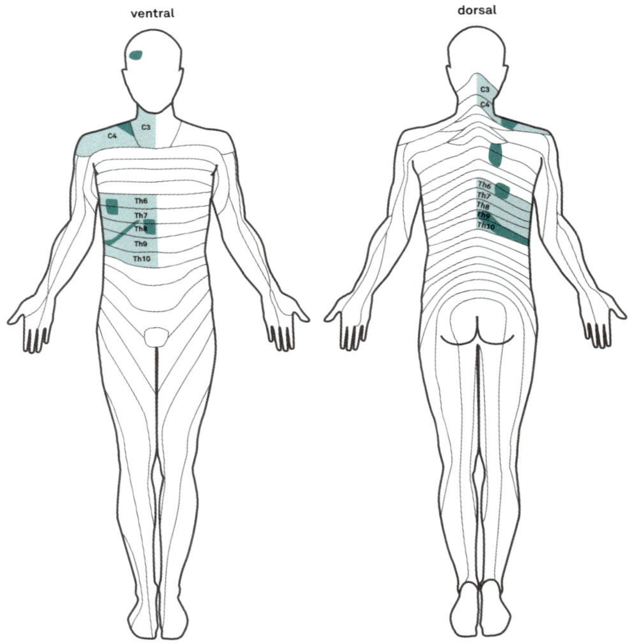

Therapieplan

naturmedizin anke görgner

Patient: chronisches Fatigue-Snydrom, Meteorismus Insomnie 2–4, Schmerz re. Schulter + OB
Seite: rechts

Sitzung	Therapie	Zeit/Euro
1. Sitzung	EA, Status Behandlungsplan	
2. Sitzung	AL re.	
3. Sitzung	4 BE Leberzone	
4. Sitzung	Schröpfen re. Schulter Leberzone	

Ziele:
1. Schmerz re. Schulter/Arm ↓
2. Erschöpfung ↓
3. Schlaf ↑
4. Völlegefühl ↓

dr. med. anke görgner | Privatpraxis und Tagesklinik für Naturmedizin | Floßplatz 31 | 04107 Leipzig | Tel.: 0341 – 993 838 50

Hyperalgesiezonen
C3–C4 rechts
Th6–Th10 rechts

Maximalpunkte
in den Zonen
über Augenbraue rechts
C4 rechts
Th6–Th7 rechts
Th6–Th8 rechts
unter Rippenbogen rechts

Hyperalgesiezonen
C3–C4 rechts
Th6–Th10 rechts

Maximalpunkte
in den Zonen
C4 rechts
Th6–Th7 rechts
unter Rippenbogen rechts

Abbildung 1-2: Halbseitenregel, Head-Zonen; A. Görgner.

Untersuchungen basierend auf den Erkenntnissen und Publikationen des Neurologen Sir H. Head (1889) zeigen, dass Hautversorgungsareale spinaler Segmente existieren, die bei organischen Veränderungen durch den viszero-kutanen Reflex eine Hyperästhesie oder Hyperalgesie aufweisen. Diese Zonen werden auch als Head'sche Zonen bezeichnet. Ursache der Head-Zonen sind die Urwirbel, die während der Segmentierung des Embryos entstehen und aus deren dorsolateralem Teil die Haut (Dermatom) gebildet wird. Die segmentale Zuordnung zu einem entsprechenden Spinalnerven entsteht infolge dieses segmentalen Ursprungs der einzelnen Hautgebiete.

Die Halbseitenregel setzt bei den Head-Zonen an und besagt, dass Erkrankungen der linken Körperhälfte in den Hyperalgesiezonen links repräsentiert sind bzw. durch Testung (Haptik, S. 36; HaShTaG, S. 74) aufgesucht werden können. Migräne links kann mit einer Brachialgie links sowie anginösen Herzerkrankungen assoziiert sein.

Das gleiche Prinzip gilt für die rechte Körperseite. Erkrankungen der rechten Seite sind in den Hyperalgesiezonen rechts repräsentiert, z. B. Schmerzen der rechten Schulter, Schlafstörungen zwischen 2 und 4 Uhr nachts, chronisches Fatigue Syndrom (CFS), depressive Verstimmungen, Nahrungsunverträglichkeiten sowie Oberbauchbeschwerden (Leber, Gallenblase, Völlegefühl).

Mit diesem Wissen und der Testung kann die adäquate Therapie (Blutegel, S. 147; Segmentmassage, S. 134) geplant und durchgeführt werden.

Text: C. Winkelmann und A. Görgner

Haptik, aktive Tastsinnesleistung, haptische Wahrnehmung

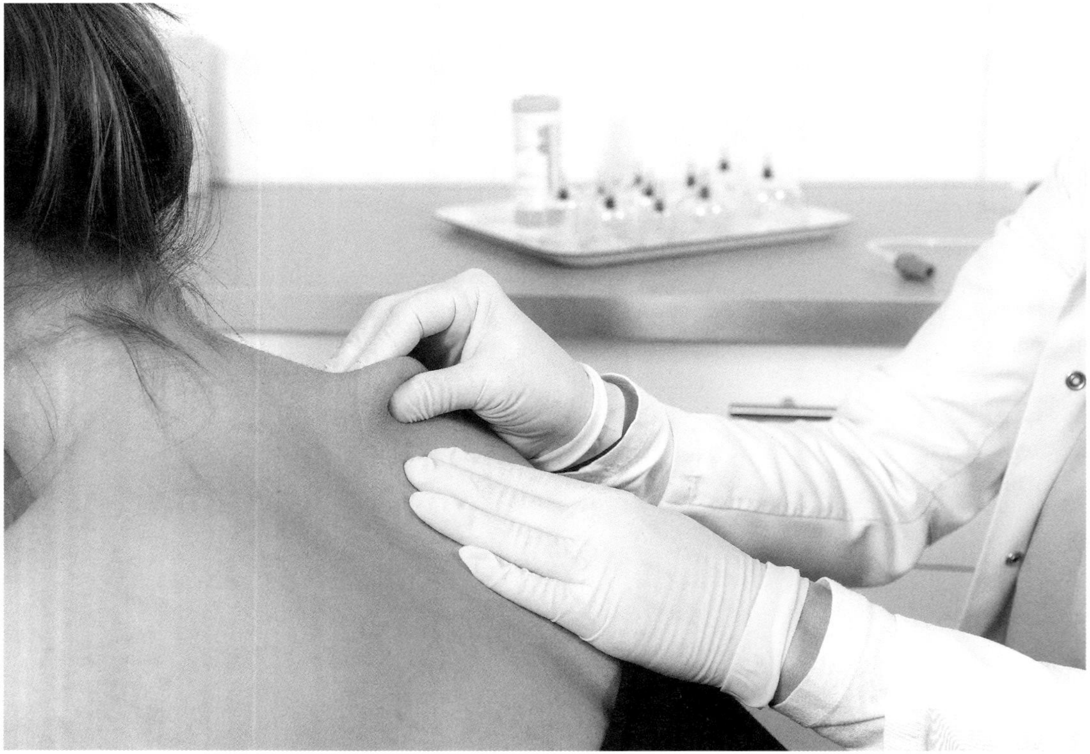

Abbildung 1-3: Haptik, aktive Tastsinnesleistung, haptische Wahrnehmung; Foto A. Görgner.

Haptik ist das Wissenschaftsgebiet (Forschung und Lehre) vom Tastsinnessystem. Es gibt dafür (anders als bei anderen Sinnessystemen, z. B. Riechen – Nase, Sehen – Auge, Hören – Ohr) kein einzelnes Organ, sondern im gesamten Körper ist eine Vielzahl an Rezeptoren und Prozessen für das haptische System und den Tastsinn verantwortlich. Das Tastsinnessystem ist damit das größte menschliche System und der Tastsinn der erste und letzte ausgeprägte Sinn. Er spielt im Kontext von Schmerz und dem Schmerzmanagement eine herausragende Rolle. Im Zusammenhang mit der Tastsinnesleistung werden die Interozeption (Wahrnehmen des eigenen Herzschlages, der Darmperistaltik usw.), die Exterozeption (aktives Tasten und Befunden von Haut- und Gewebeveränderungen der Patient:innen usw.) und die Propriozeption (muskuläre Einstellung der Gelenke für das Hinsetzen usw.) unterschieden.

In der Gesundheitsversorgung ist das Palpieren Teil der Untersuchung und Therapie (siehe Kap. 2, Kap. 4). Dabei handelt es sich, ausgehend von der Fachkraft, um einen bewussten, praktischen und nach außen gerichteten Prozess. Das Tastsinnessystem erhält währenddessen Informationen zur physischen Beschaffenheit (hier z. B. Verschieblichkeit von Gewebeschichten unterschiedlicher Tiefe, Gewebespannung, Veränderungen im Muskelgewebe) sowie Informationen für das Begreifen, Verstehen und Erleben des Organismus (hier z. B. Schmerzeinschätzung, Bewegungseinschränkung, Blockierung). Der Patient nimmt innerhalb dieses Prozesses wahr und gibt bspw. eine Rückinformation an die Fachkraft zur Schmerzstärke oder Qualität (z. B. stechend, schneidend, bohrend, dumpf).

Für die Schmerzanamnese ist auch von Bedeutung, dass haptische Erfahrungen im Langzeitgedächtnis erfasst und entsprechend erinnert werden können (Schmerzgedächtnis, S. 54).

Text: C. Winkelmann

Implizites, assoziatives Gedächtnis

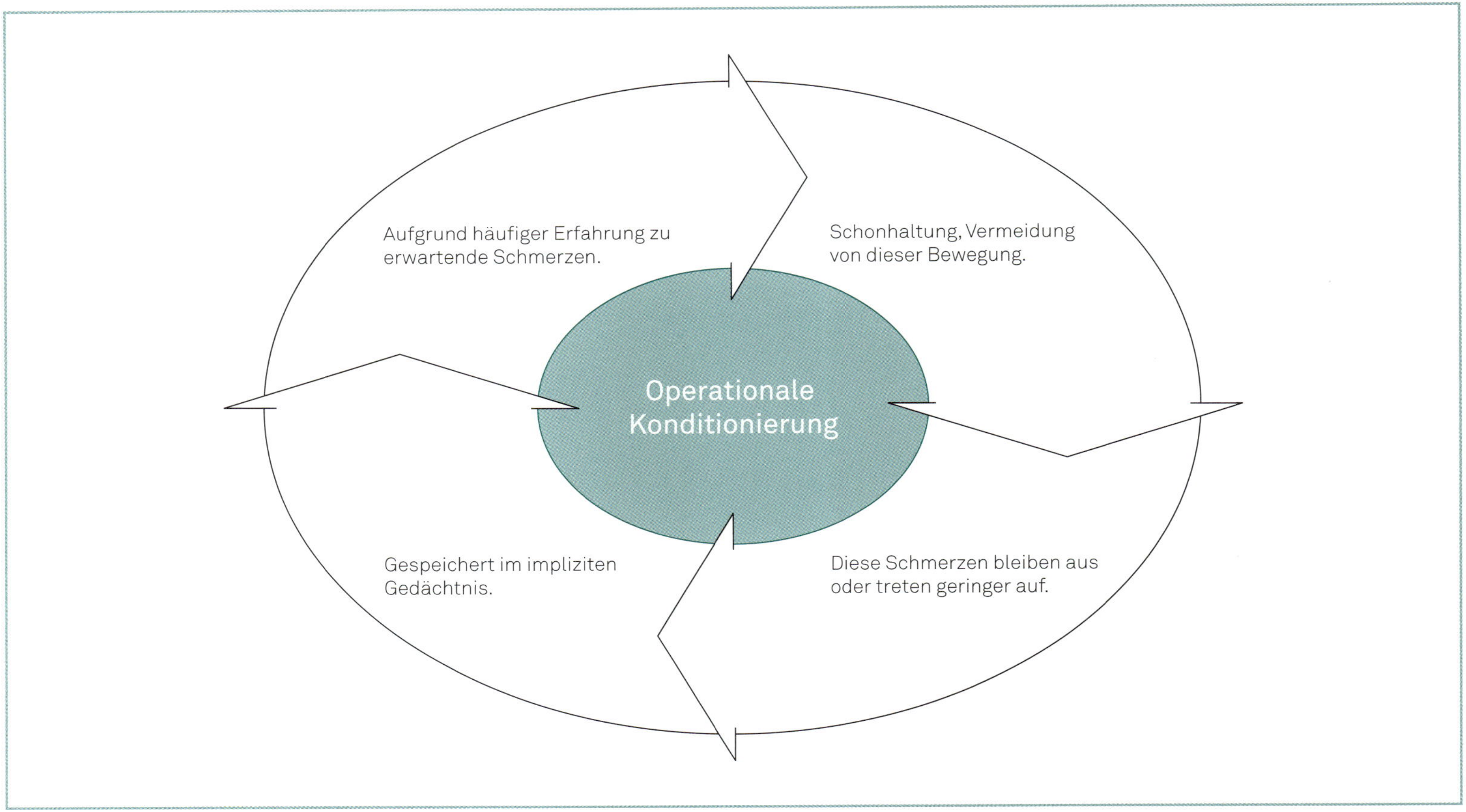

Abbildung 1-4: Implizites, assoziatives Gedächtnis

Das implizite Gedächtnis für assoziatives Lernen spielt insbesondere im Management chronischer Schmerzen eine Rolle. Hierbei können die klassische Konditionierung und die operationale Konditionierung unterschieden werden.

Bei der klassischen Konditionierung geht es um den Zusammenhang von zwei Reizen. Demnach können unterschiedliche Ereignisse von einem neutralen Reiz dann in einen konditionierten Schmerzreiz umgewandelt werden, wenn sie wiederholt mit einem nachfolgenden Schmerzerlebnis assoziiert sind. Patient:innen bzw. Klient:innen vermeiden z. B. Treppensteigen als Folge von dabei häufig auftretenden Schmerzen. Die klassische Konditionierung funktioniert nicht nur im Zusammenhang mit Schmerzen, sondern z. B. auch im Kontext von Gedanken und Vorstellungen (Winkelmann & Helmer-Denzel, 2022). Erfolgt häufig kein Schmerzerleben nach der Bewegung (hier Treppensteigen), kann die Assoziation aufgehoben werden. Dieser Ansatz kommt bei aktiven Therapiemaßnahmen zum Tragen (z. B. Medizinische Trainingstherapie, S. 164; Physiotherapie im Bewegungsbad, S. 170).

Bei der operationalen Konditionierung geht es um den Zusammenhang zwischen einem Reiz und einem Verhalten. Bestimmte Verhaltensmuster können demnach verstärkt und geprägt werden, wenn sie an eine Belohnung geknüpft sind. Belohnung kann dabei vielerlei bedeuten. So ist das Ausbleiben von Schmerzen aufgrund von Schonhaltung für Patient:innen bzw. Klient:innen quasi eine Belohnung. Gleiches gilt für das Vermeiden von Bewegungen oder die Medikamenteneinnahme (hier Abhängigkeitsgefahr). Das Lernen erfolgt jedoch auch durch Äußern von Schmerzen und nachfolgende Zuwendung und Aufmerksamkeit durch Partner:in, Eltern oder auch die Berufsangehörigen (Belohnung).

In diesbezüglichen verhaltenstherapeutischen Ansätzen wird durch das Entziehen der positiven Verstärker für das Schmerzverhalten (z. B. angeleitete körperliche Aktivität statt Schonung) versucht, den Lernprozess zu durchbrechen. Es geht um ein Umlernen und den Einsatz positiver Verstärker für anderes Verhalten (körperliche Aktivität, Gruppenzugehörigkeit). Bei der Chronifizierung von Schmerzen kommt der angstmotivierten Vermeidung (Fear-Avoidance-Modell) eine besondere Bedeutung zu.

Abbildung und Text: C. Winkelmann

Implizites, nichtassoziatives Gedächtnis

Prinzip der Neuroplastizität	Bedeutung in der Physiotherapie
Use it or lose it	Kontinuierliches Funktionstraining.
Use it and improve it	Performanzverbesserung (Erfolge sichern).
Specificity matters	Aufgabenbezogenes Trainieren (Zielgerichtet).
Repetition matters	Wiederholung der Übungen und Abfolgen.
Intensity matters	Trainingsintensität modulieren.
Time matters	Trainingszeiten anpassen (auch Biorhythmus).
Salience matters	Bedeutung und Aufmerksamkeit (Motivation) identifizieren.
Age matters	Im fortgeschrittenen Alter verschiedene Maßnahmen kombinieren.
Transference	Leistungen müssen ähnlich sein (Treppesteigen vs. Training im Beinstrecker).
Interference	Eine Erfahrung kann andere Erfahrungen beeinflussen.

Tabelle 1-2: Implizites, nichtassoziatives Gedächtnis

Implizites, nichtassoziiertes Lernen erfolgt aufgrund von wiederholten Reizen. Nach der Dual-Process-Theorie der Plastizität werden dadurch parallel sowohl die Habituation als auch die Sensibilisierung aktiviert. Dabei handelt es sich um zwei konkurrierende Prozesse.

Bei der Habituation kommt es zu einer Abnahme der Verhaltensantwort, wenn ein wiederholter Reiz erfolgt. Das heißt, die Reizstärke muss im Verlauf für eine adäquate Reizantwort angepasst werden, z. B. in der Medizinischen Trainingstherapie (S. 164) oder Sportphysiotherapie.

Im nozizeptiven System dominiert aufgrund dessen Plastizität die Sensibilisierung.

In der Gedächtnisforschung wird zwischen intrinsischer und extrinsischer Sensibilisierung unterschieden, wobei im Rahmen des Managements akuter und chronischer Schmerzen der extrinsischen Sensibilisierung besondere Bedeutung zukommt (z. B. im Kontext von Phantomschmerzen).

Tabelle und Text: C. Winkelmann

Nocebo

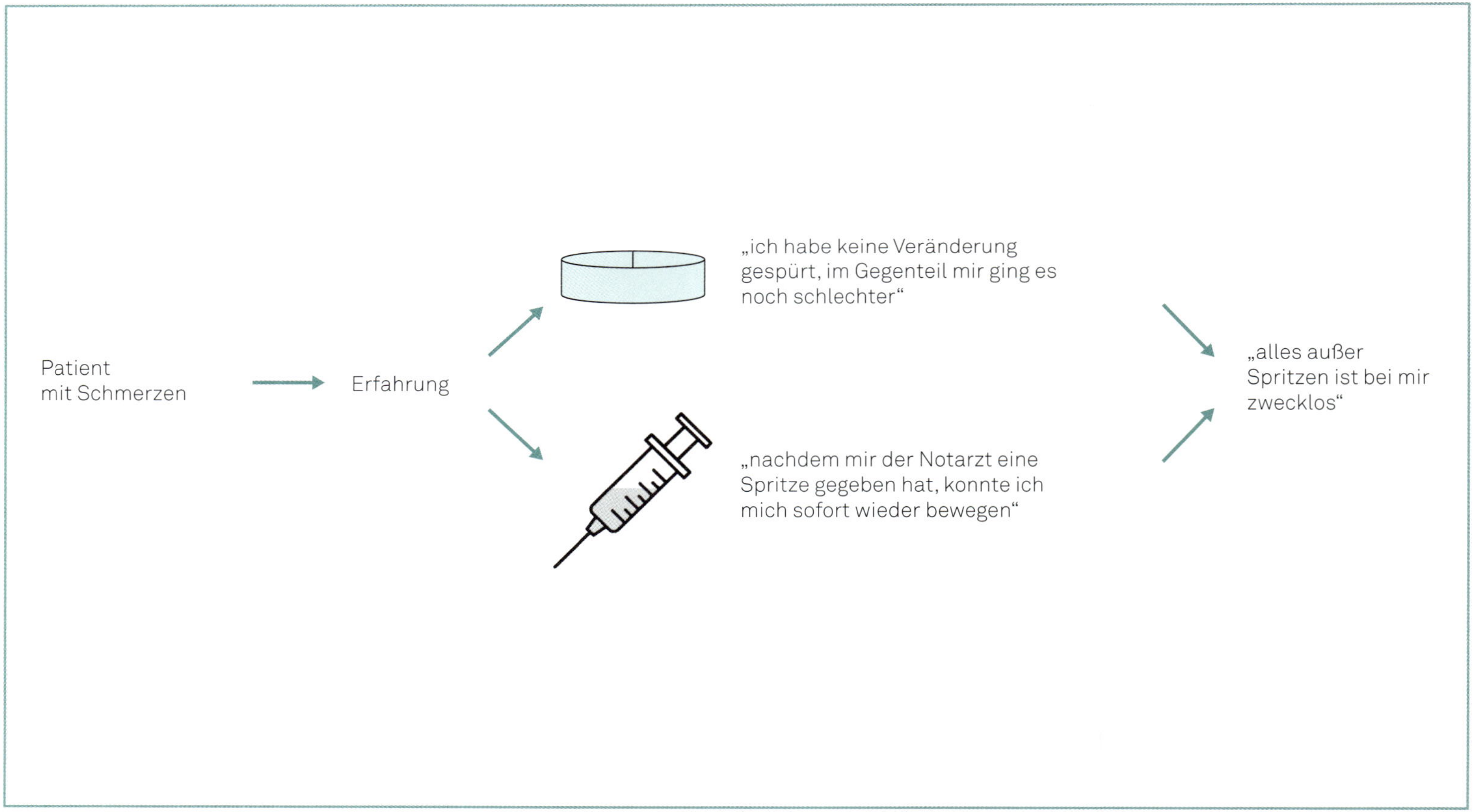

Abbildung 1-5: Nocebo

Patient:innen bzw. Klient:innen, die an chronischen Schmerzen erkrankt sind, haben häufig eine lange Leidens- und Therapiegeschichte. Ungünstige Vorerfahrungen und die Persönlichkeit der Patienten bzw. Klienten mit Medikamenten oder therapeutischen Interventionen (z. B. Schmerzverstärkung nach Medizinischer Trainingstherapie) können negativ auf den Placeboeffekt wirken, sodass dieser reduziert oder komplett unterdrückt ist. In diesen Fällen handelt es sich um eine Noceboreaktion. Der Wirkstoff bzw. Reiz ist adäquat, wird aber nur eingeschränkt oder gar nicht wirksam. Die negativen Nebenwirkungen können sogar verstärkt werden.

Diese negativen Erwartungen des Patienten sollten im Gespräch und durch aufmerksames Beobachten im Rahmen der Untersuchung und Anamnese herausgearbeitet werden. Durch weitere, gezielte und speziell aufbereitete Informationen sind diese Erwartungen durchaus veränderbar. Es ist möglich, dass der Patient bzw. Klient bei entsprechender intrinsischer Motivation lernt (Konditionierung), eine positive Haltung gegenüber einer Intervention (z. B. Medizinische Trainingstherapie, S. 164; Bewegungstherapie) einzunehmen und damit selbstwirksam bezogen auf das Schmerzmanagement eingreifen kann. Ein Schlüssel hierfür ist die Kommunikation und Aufklärung durch die Behandler:innen (Winkelmann & Helmer-Denzel, 2022).

Abbildung und Text: C. Winkelmann

Nozizeptoren und Nozizeption

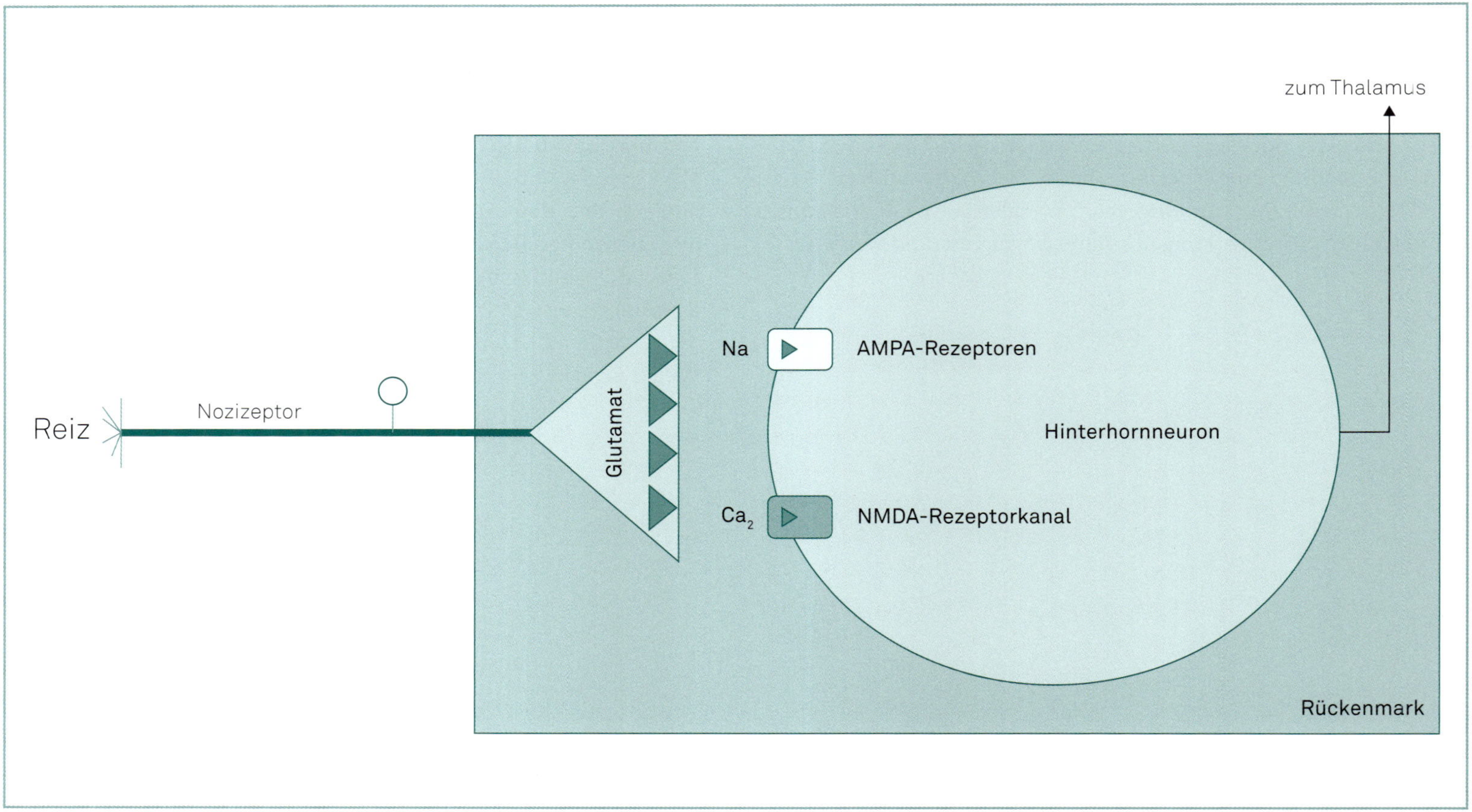

Abbildung 1-6: Nozizeptoren und Nozizeption

Für das Detektieren eines drohenden oder bestehenden Gewebeschadens existieren spezielle Rezeptoren als Sinnesfühler für Schmerz, sogenannte Nozizeptoren. Dabei handelt es sich um freie Nervenendigungen dünner afferenter Aδ-Fasern/Klasse-III-Fasern oder C-Fasern/Klasse-IV-Fasern. Sie kommen in allen Organen mit Ausnahme des Zentralnervensystems vor. Erregt werden die Nozizeptoren u.a. durch starke physikalische (z.B. Hitze, starker Druck, Säure, Sonneneinstrahlung) oder durch chemische (z.B. Prozesse bei Entzündungen) Reize. Diese nozizeptiven Aδ- und C-Nervenfasern enden im Hinterhorn des Rückenmarks. Bei einem entsprechenden Reiz und demzufolge bei Erregung schütten sie den Neurotransmitter Glutamat aus (erster Botenstoff). Glutamat wiederum bindet an spezielle Glutamatrezeptoren vom Subtyp der AMPA-Rezeptoren (a-amino-3-Hydroxy-5-Methyl-4-Isoxazolepropionsäure-Rezeptoren). In der Folge kommt es zu einer synaptischen Erregung von Hinterhornneuronen, die diese Information entweder direkt oder über Zwischenneurone u.a. zum Thalamus und zum Kortex weiterleiten. Hierdurch entsteht schließlich der Sinneseindruck „Schmerz“. Den Prozess der Weiterleitung von Informationen zum Zentralnervensystem über die Nozizeptoren nennt man Nozizeption. Dieser Vorgang kann auch ohne Schmerzwahrnehmung einhergehen.

Finden allerdings starke Schmerzreize statt, wird im Rückenmark in großen Mengen Glutamat freigesetzt. Dadurch werden die Hinterhornneurone nicht nur kurz andauernd erregt, sondern es können auch langanhaltende Veränderungen im Nervensystem induziert werden („Schmerzspuren“, Schmerzgedächtnis, S. 54). Diese durch Glutamat ausgelösten Langzeitveränderungen sind Folge der Aktivierung der Glutamatrezeptoren vom Subtyp der NMDA-Rezeptoren (N-methyl-Daspartat-Rezeptoren).

Die Nervenfasern lassen sich bezüglich Durchmesser und Weiterleitungs-Geschwindigkeit unterscheiden. Dünne C-Fasern übertragen Schmerzsignale mit einer Geschwindigkeit von ca. 1,5 Meter pro Sekunde und A-Fasern mit ca. 15 Meter pro Sekunde.

Abbildung und Text: C. Winkelmann

Placebo

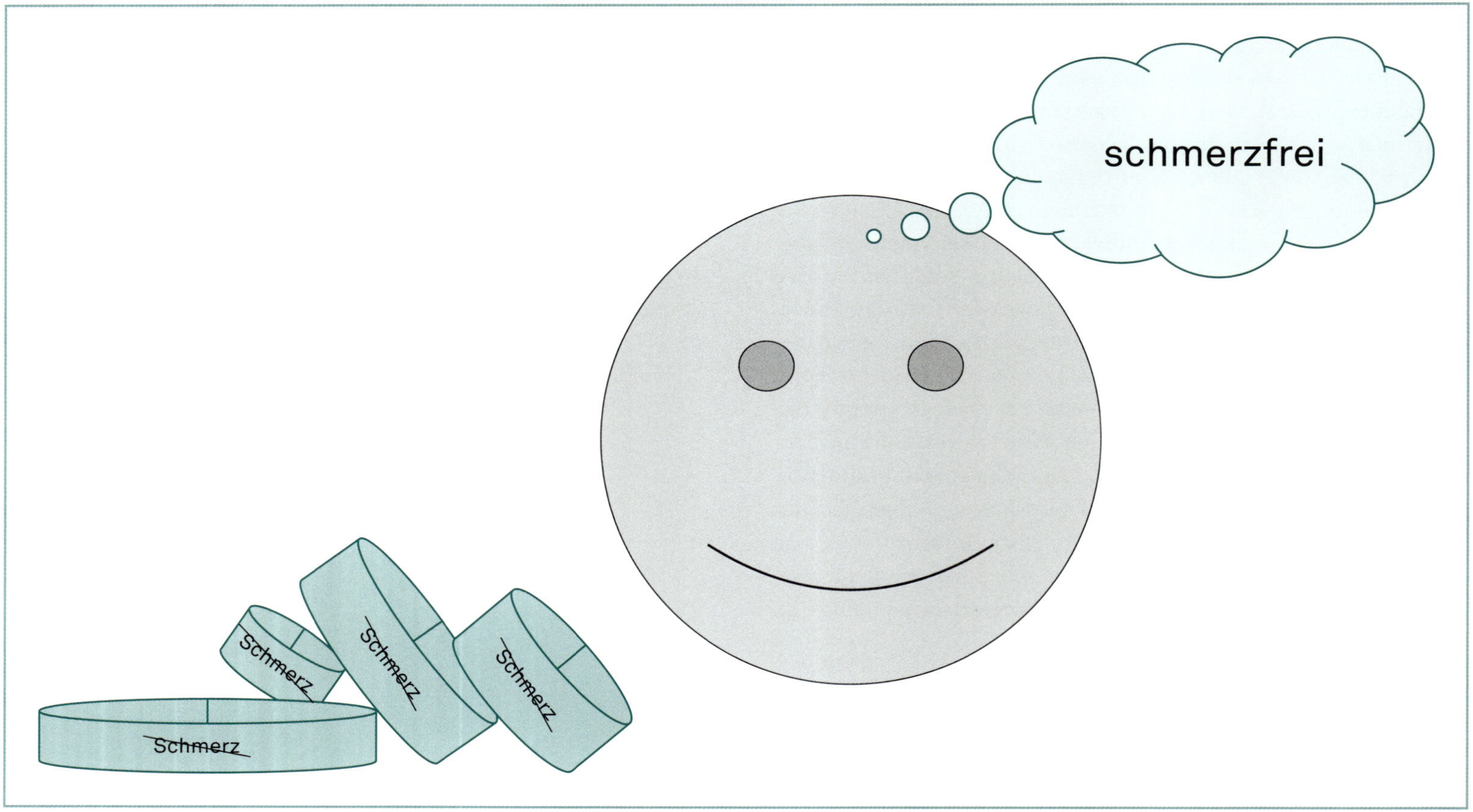

Abbildung 1-7: Placebo

Basis für die Placeboanalgesie ist die Fähigkeit des Menschen, selbst gegen die Schmerzen vorzugehen. Unter dem Placebo (auch Scheinmedikament oder Scheinpräpara) wird eine Therapie (z.B. Medikament als Tablette, Kapsel, Pflaster oder physiotherapeutische Intervention) ohne pharmakologische Substanzen verstanden, d.h. ohne Wirkstoff bzw. Reiz (z.B. nicht angeschlossenes Ultraschall-Gerät wird für die Applikation von therapeutischem Ultraschall genutzt).

Diese Nicht- oder Schein-Therapiemittel werden in sogenannten Doppelblindstudien verwendet, um die Wirksamkeit eines Therapiemittels demgegenüber zu vergleichen. Aufgrund derzeit noch nicht vollständig erforschter Prozesse, erfolgt trotz des fehlenden Wirkstoffs eine Wirkung als Schmerzlinderung. Man spricht auch vom Placebo-Effekt, der quantitativ und qualitativ der Gabe oder Applikation eines realen Wirkstoffs bzw. einer realen Therapie entsprechen kann. Für diesen eindeutig messbaren Effekt sind nach bisherigen Erkenntnissen pharmakologische Ursachen nicht anzunehmen.

Wahrscheinlicher ist eine psychische Aktivierung des körpereigenen Endorphinsystems (Ausschüttung körpereigener Opioide). Dies entspricht auch generell dem Ansatz, den Menschen nicht lediglich biomedizinisch, sondern bio-psycho-sozial, d.h. ganzheitlicher oder auch holistischer zu betrachten. Eine besondere Rolle spielt in diesem Kontext auch die Suggestion durch die Behandler:innen (z.B. Aufklärung, Information, Winkelmann & Helmer-Denzel, 2022) die auf die Symptom-Awareness sowie die -verarbeitung wirkt. Umgekehrt können negative Vorerfahrungen mit Medikamenten oder Interventionen auch den Placeboeffekt mindern.

Abbildung und Text: C. Winkelmann

Schmerz

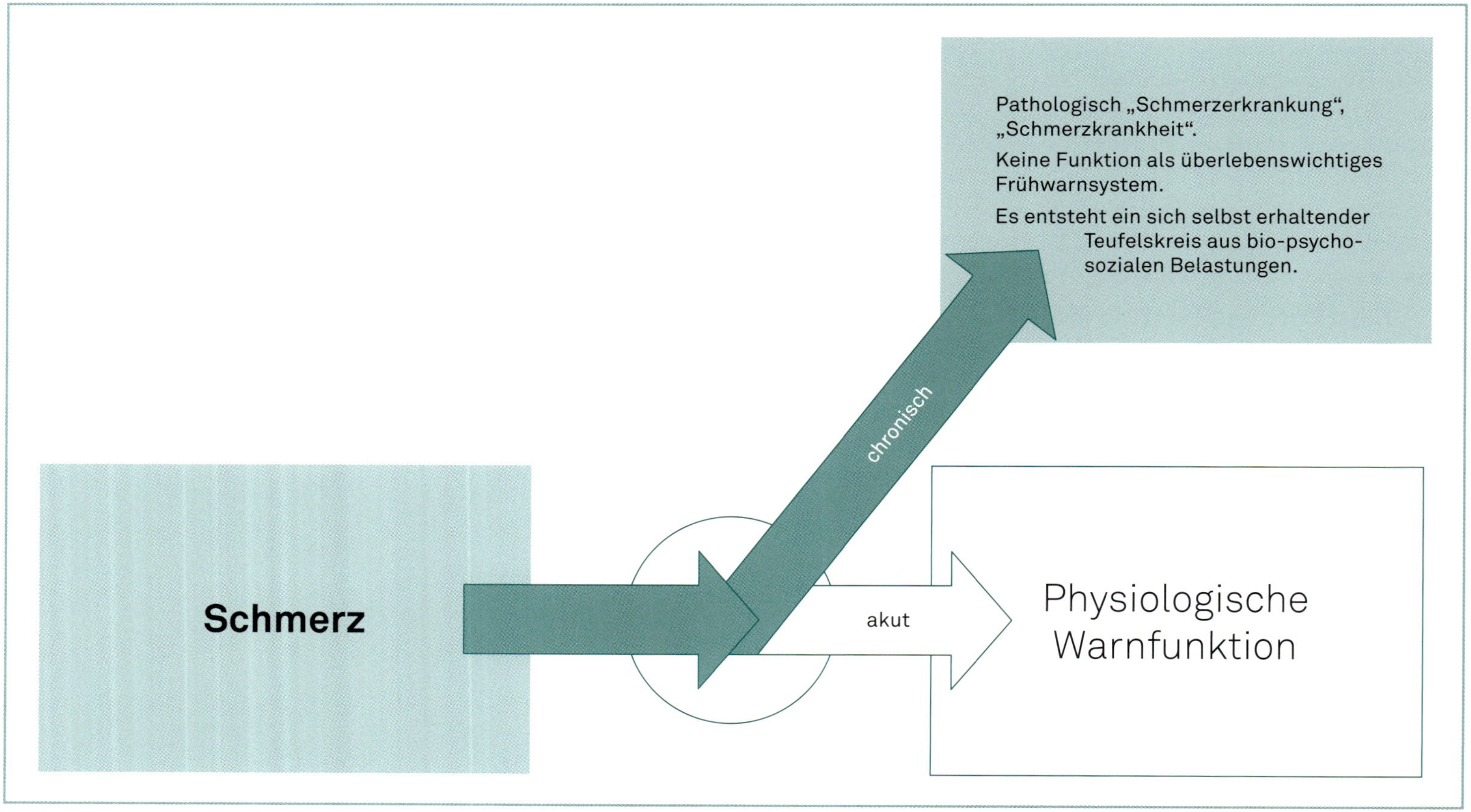

Abbildung 1-8: Schmerz

Die Weltschmerzorganisation International Association for the Study of Pain (IASP) definierte bereits im Jahr 1979 den Schmerz als ein unangenehmes Sinnes- und Gefühlserlebnis, das entweder mit einer tatsächlichen oder drohenden Gewebeschädigung (z. B. Dehnschmerz) verknüpft ist oder aber mit Begriffen einer solchen Schädigung beschrieben wird. Letzteres bedeutet, dass keine Gewebeschädigung vorliegen oder drohen muss, aber trotzdem Schmerz wahrgenommen wird (z. B. bei psychosomatisch bedingten Schmerzen). Zum Teil wird auch vom Schmerzsinn gesprochen.

Dieses subjektive Erleben wird von den betroffenen Patient:innen als ziehend, drückend, brennend, stechend, schneidend, bohrend oder dumpf beschrieben. Dabei bedienen sie sich auch einer Sprache, die eher auf die Gefühlswelt schließen lässt, z. B. gelähmt vor Schmerz, angstmachende, schreckliche, mörderische, höllische, tierische oder quälende, aber auch leichte und sogar wohltuende Schmerzen. Die verwendeten Vokabeln deuten einerseits darauf hin, dass es unterschiedliche Schmerzqualitäten gibt (brennend vs. dumpf). Andererseits deuten sie auch auf die Quantität, d. h. die Stärke der Schmerzen (höllisch vs. leicht).

All diesen Beschreibungen ist gemeinsam, dass sie individuell exakt so empfunden werden. Schmerz ist demnach ein subjektives Erlebnis, das für Untersuchungs- und Therapiezwecke objektiviert und operationalisiert wird (z. B. Schmerzreduzierung verlangt eine Ausgangsgröße). Für den Menschen hat der Schmerz eine wichtige Bedeutung und lebenserhaltende Funktion. Schmerz gilt als Signal und hat damit eine Frühwarnfunktion gegen Schädigung. Die Schmerzwahrnehmung ist insofern überlebenswichtig. Einschränkungen der Schmerzwahrnehmung mit entsprechenden, gewebeschädigenden Auswirkungen kommen bspw. bei Diabetes oder bei Neuropathien vor. Der Patient spürt quasi nicht, dass der Schuh drückt oder reibt. Je nach Nomenklatur kann bspw. zwischen akuten, chronischen und chronifizierten sowie physiologischen und pathologischen Schmerzen unterschieden werden.

Abbildung und Text: C. Winkelmann

Schmerzambulanz

Ärztliche Zusatzqualifikation

Spezielle Schmerztherapie

Qualifikationsziel

Dient als Ergänzung zur fachärztlichen Kompetenz, um Patient:innen mit chronischen Schmerzen zu erkennen und adäquat behandeln zu können. Dabei werden Fach-, Methoden-, Personale und Sozialkompetenzen entwickelt.

Qualifikationsinhalt (komprimiert)

- Erheben standardisierter Schmerzanamnese, Schmerzanalyse sowie der differentialdiagnostische Abklärung der Schmerzkrankheit unter Berücksichtigung psychologischer, arbeits- und sozialmedizinischer Gesichtspunkte
- psychosomatische Diagnostik bei chronischen Schmerzpatienten
- eingehende Patientenberatung und gemeinsame Festlegung der Therapieziele
- Planung, Durchführung und Kontrolle schmerztherapeutischer Verfahren

Umfang

- 12 Monate bei einem Weiterbildungsbefugten für Spezielle Schmerztherapie
- 80 Stunden Weiterbildungskurs „Spezielle Schmerztherapie"

Definierte Untersuchungs- und Behandlungsverfahren

- spezifische Pharmakotherapie
- multimodale Therapie in interdisziplinärer Zusammenarbeit
- diagnostische und therapeutische Lokal- und Leitungsanästhesien
- Stimulationstechniken, z. B. transkutane elektrische Nervenstimulation (TENS)
- spezifische Verfahren der manuellen Diagnostik und physikalischen Therapie

Abbildung 1-9: Schmerzambulanz

Schmerzambulanzen sind spezielle Einrichtungen im Gesundheitswesen, in denen Patient:innen bzw. Klient:innen mit akuten und chronischen Schmerzen tagsüber ambulant versorgt werden. Diese Einrichtungen können Kliniken (z. B. Krankenhäuser oder Universitätskliniken) angegliedert sein. Sie stellen ein wichtiges Bindeglied zwischen den niedergelassenen Ärzt:innen (z. B. Praxis der Hausärzt:in oder der Fachärzt:in) und der stationären Gesundheitseinrichtung (Klinik) dar. Aus dieser Funktion heraus ergibt sich die Notwendigkeit einer engen Kooperation mit allen in dieser Versorgungskette beteiligten Gesundheitseinrichtungen bzw. den hier tätigen Gesundheitsberufen und Gesundheitsfachberufen.

Durch diese Verzahnung wird es bei Bedarf möglich, die Diagnostik und Therapie zu komplettieren, ohne dass die Patient:innen bzw. Klient:innen große Wege oder lange Wartezeiten auf sich nehmen müssen. Die Dokumentation und Bündelung der Befunde und Informationen zu den vereinbarten Therapiemaßnahmen ermöglicht darüber hinaus Transparenz und eine optimale Verlaufskontrolle.

Dieser Vorteil zeigt sich insbesondere dann, wenn die Wirkungen der Maßnahmen (Reiz-Reaktions-Kette) anders als erwartet sind oder Medikamente umgestellt werden müssen. Das in den Einrichtungen dieser Versorgungskette tätige Personal besteht aus ärztlichen, pflegerischen, physio-, ergo-, psychotherapeutischen Schmerz-Spezialist:innen, d. h., sie verfügen über Zusatzqualifikationen z. B. unter Anerkennung der jeweiligen Landesärztekammer. Der fachliche Austausch der Berufsangehörigen findet bspw. im Rahmen von Schmerzkonferenzen (S. 115) statt, bei denen unter Umständen auch betroffene Patient:innen bzw. Klient:innen teilnehmen.

Abbildung und Text: C. Winkelmann

Schmerzempfindung

Schmerzkomponenten

Sensorisch	Der noxische Reiz wird nach Dauer, Art, Ort und Intensität beurteilt.
Affektiv	Der noxische Reiz stört das Wohlbefinden.
Vegetativ	Der noxische Reiz aktiviert meist das sympathische Nervensystem (Erhöhung von Blutdruck, Herzfrequenz, Atemfrequenz sowie Pupillenweitung). Bei intensiven Schmerzreizen kann es auch zu Blutdruckabfall und Übelkeit kommen.
Motorisch	Der noxische Reiz löst einen Schutzreflex und/oder Schonhaltung aus.
Kognitiv	Der noxische Reiz wird bewertet und mit früheren Erfahrungen verglichen.

Abbildung 1-10: Schmerzempfindung

Schmerz stellt eine subjektive Sinneswahrnehmung dar. Auf welche Weise und wie stark ein Schmerzreiz von der Person wahrgenommen wird, hängt von unterschiedlichen Bedingungen ab, die sich aus den körperlichen, psychischen, sozialen und kulturellen Faktoren ergeben.

Jeder Mensch verarbeitet demnach einen Schmerzreiz anders. Beeinflusst wird diese Verarbeitung durch die persönlichen Voraussetzungen, z.B. die Persönlichkeit, die Erziehung, die Erfahrung. Das Schmerzempfinden kann bspw. durch Depressionen, Ängste oder Stress (Schlafmangel) verändert und verstärkt sein.

Die Reaktionen auf Schmerzen können in drei Kategorien unterteilt werden

- das subjektive Erleben,
- das beobachtbare Verhalten,
- die physiologischen Prozesse.

Studien belegen zwischenzeitlich, dass die Intensität, mit der eine Person auf Schmerzreize reagiert, ihre Ursachen auch in der Genetik hat. So wurde eine Vielzahl von Genen identifiziert, die spezifisches Schmerzgeschehen auf Reize (wie Druck, Temperatur oder auch bezogen auf die Schmerzverarbeitung) beeinflussen.

Auch im Zusammenhang mit dem Schmerzempfinden gibt es neue, digital-gestützte Ansätze. Studien konnten zeigen, dass für Patient:innen mit Brandverletzungen der Verbandswechsel weniger schmerzhaft ist, wenn sie während der Versorgung auf ein Virtual-Reality-Erleben konzentriert sind. Diese Aufmerksamkeitssteuerung gelingt allerdings bei chronischen Schmerzen weniger. Hier ist weiterhin der interdisziplinäre, multimodale Ansatz auch unter Verwendung digitaler Devices der Goldstandard.

Abbildung und Text: C. Winkelmann

Schmerzgedächtnis

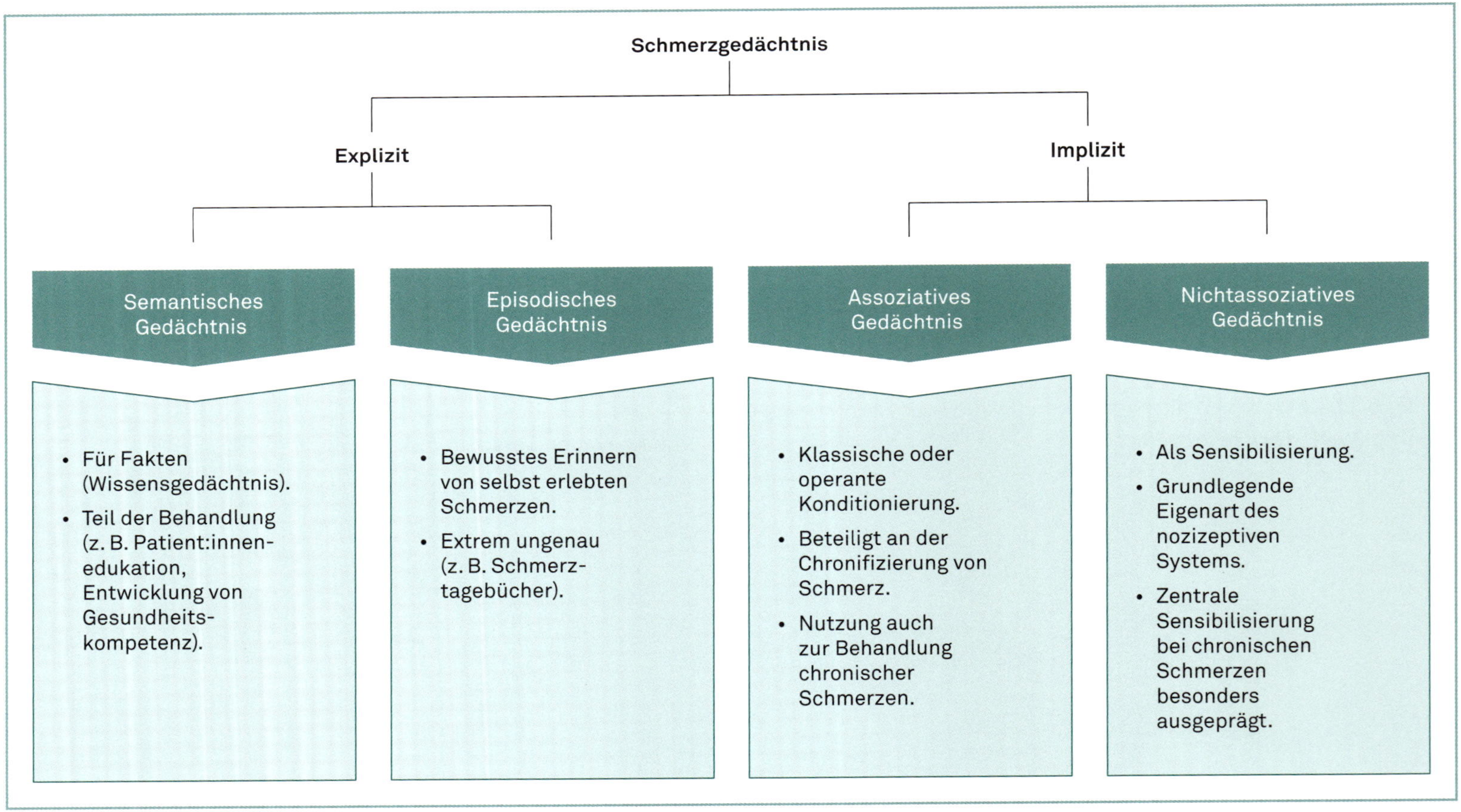

Abbildung 1-11: Schmerzgedächtnis

Ein Schmerzgedächtnis in dem Sinne existiert nicht. Im Schmerzmanagement wird dieser Begriff allerdings häufig verwendet, da mit ihm verschiedene, klinisch relevante Vorgänge gemeint und erklärt werden können. Die Gedächtnis- und Schmerzforschung untersucht sich stark überlappende Frage- und Problemstellungen, was häufig so nicht benannt wird. Die Hintergründe hierfür sind u.a. disziplinäre Abgrenzung und Förderlinien.

Zudem sind Gedächtnisprozesse durchaus an einer Vielzahl von Mechanismen des chronischen und akuten Schmerzes beteiligt. Die folgende Unterteilung präzisiert dies:

1. Explizites Gedächtnis
Damit ist einerseits das Erlernen von Wissen, z.B. im Rahmen der Patient:innenedukation als Teil des Schmerzmanagements gemeint. Andererseits geht es um das bewusste Erinnern von selbst erlebten Schmerzen. Diese Erinnerung ist allerdings äußerst ungenau und verzerrt, was Gespräche mit Patient:innen bzw. Klient:innen und eigenes Erleben zeigen. Allenfalls ist klar, dass Schmerzen aufgetreten sind. Diese konkret in Qualität und Quantität zu erinnern, gelingt eher nicht.

2. Implizites Gedächtnis
Dies ist insbesondere im Zusammenhang mit chronischen Schmerzen relevant. Dabei geht es um die klassische oder operante Konditionierung und um die Sensibilisierung der peripheren nozizeptiven Nervenendigungen mit der Folge der Hyperalgesie z.B. gegen mechanische Reize. Die Sensibilisierung tritt bereits bei akuten Schmerzen (S. 26) auf und ist bei chronischen Schmerzen (S. 28) besonders ausgeprägt.

Abbildung und Text: C. Winkelmann

Schmerzklinik

Zusatzqualifikation Pflegerisches Schmerzmanagement

Qualifikationsziel

Dient als Ergänzung zum Berufsabschluss in der Pflege (ab DQR4), um als Teil des interdisziplinären Teams Patient:innen mit chronischen Schmerzen adäquat versorgen zu können. Dabei werden Fach-, Methoden-, Personale und Sozialkompetenzen entwickelt.

Qualifikationsinhalt (komprimiert)

- Multidimensionalität des Schmerzes,
- Schmerzmechanismus, Schmerzdefinition und Bezugsphänomene,
- Interprofessionelles Arbeiten und Lernen,
- Grundsätze des Assessments und der Behandlung von Schmerzen,
- spezielle Patient:innengruppen,
- Edukation.

Umfang

Mindestumfang von 120 Stunden Weiterbildung zur Pflegefachfrau/-mann für Spezielle Schmerzpflege.

Übergreifende Inhalte

- Qualitätssicherung,
- Management.

Abbildung 1-12: Schmerzklinik

Sind weder die Schmerzambulanz noch die teilstationäre Versorgung indiziert, steht als dritte spezialisierte Einrichtung die Schmerzklinik, also die vollstationäre Versorgung für Patient:innen bzw. Klient:innen, zur Verfügung.

Dies kann dann der Fall sein, wenn das Umfeld (beruflich, familiär, schulisch) besonders herausfordernd ist und den Versorgungsprozess aktuell negativ beeinflussen würde und/oder die Diagnostik, Therapie und Verlaufskontrolle der vorliegenden Akutschmerzen oder chronischen Schmerzen eine engmaschige, kontinuierliche Versorgung durch besonders geschultes Personal zwingend erfordert.

Dazu gehört auch die sofort erreichbare Infrastruktur im medizinischen Notfall. Indikationen für einen Aufenthalt in der Schmerzklinik können Tumorschmerzen, Migräne, Kopf- und Gesichtsschmerzen, Schmerzen nach Amputation oder Rückenschmerzen, bspw. nach Unfall, sein.

Erst unter den gegebenen medizinischen Bedingungen wird es bei diesen Patient:innen bzw. Klient:innen möglich, einen umfassenden, interdisziplinären und ganzheitlichen Behandlungsplan aufzustellen, umzusetzen und zu kontrollieren.

Die Schmerzklinik ist so konzipiert, dass neben der Spezialisierung der dort tätigen Berufsgruppen die Räumlichkeit für die Umsetzung spezieller Konzepte ausgestattet sind. So gibt es bspw. Arbeitsstationen, Patient:innengärten oder die Medizinische Trainingstherapie (S. 164), um die Wiedereingliederung in den beruflichen, familiären, schulischen Alltag standardisiert und im geschützten Rahmen vorzubereiten oder minimalinvasive Eingriffe vorzunehmen.

Darüber hinaus bietet dieser vollstationäre Rahmen die Möglichkeit der Entwöhnung von Medikamenten bzw. deren kontrollierte Umstellung unter Beherrschen der typischen Nebenwirkungen.

Das aus verschiedenen Disziplinen zusammengesetzte Behandlungsteam trifft sich regelmäßig zu Fallbesprechungen, wobei der Vorteil der unterschiedlichen fachlichen Perspektiven bei gleichzeitig gegebener Schnittmenge (Schmerzmanagement) dem Patienten bzw. Klienten zugutekommt. Dies gilt ebenfalls für die Einbettung der Klinik in das gesamte Versorgungsnetz und die dahingehenden Kooperationen.

Abbildung und Text: C. Winkelmann

Schmerz-Rehaklinik

Zusatzqualifikation

Spezielle Schmerzphysiotherapie

Qualifikationsziel

Dient als Ergänzung zum Berufsabschluss Physiotherapeut:in, um Patient:innen mit chronischen Schmerzen adäquat untersuchen und behandeln zu können. Dabei werden Fach-, Methoden-, Personale und Sozialkompetenzen entwickelt.

Qualifikationsinhalt (komprimiert)

- notwendige, theoretische Grundlagen zu Physiologie, Pathophysiologie und zum bio-psycho-sozialen Modell,
- Kommunikation und Assessmentverfahren,
- Selbstreflexion für Physiotherapeut:innen,
- Interaktion mit Schmerzpatient:innen,
- interdisziplinäre Zusammenarbeit.

Umfang

- 80 Stunden Weiterbildungskurs „Spezielle Schmerzphysiotherapie",
- Teilnahme an mindestens 10 interdisziplinären Schmerzkonferenzen.

Fokus der Verfahren und Techniken

- verbessertes Verständnis von akuten und chronischen Schmerzproblematiken,
- aktiven Schmerzmanagementstrategien.

Abbildung 1-13: Schmerz-Rehaklinik

Reha- oder auch Rehabilitations-Kliniken sind solche Gesundheitseinrichtungen, in denen die Patient:innen bzw. Klient:innen voll- oder auch teilstationär versorgt werden.

Das Besondere ist, dass kein akutmedizinischer Bedarf mehr besteht und sich das Behandlungsteam, bestehend u.a. aus speziell qualifizierten Ärzt:innen, Physiotherapeut:innen, Ergotherapeut:innen, Psychotherapeut:innen, Sozialarbeitenden und Pflegefachkräften, gemeinsam mit den Klient:innen auf die Wiederherstellung der Gesundheit und die Teilhabe am beruflichen, gesellschaftlichen und familiären Leben konzentriert.

Bei Schmerz-Rehakliniken werden alle Maßnahmen umgesetzt, die dafür geeignet (evident) sind, dass der Klient (in der Rehabilitation spricht man eher von Klient:innen, um der Dimension Gesundheit mehr Gewicht bzw. der mit dem Begriff Patient assoziierten Krankheit weniger Gewicht beizumessen) Möglichkeiten und Strategien entwickelt und festigt, die ihn in die Lage versetzen, Wissen über den Schmerz und seine Bedeutung sowie bio-psycho-soziale Zusammenhänge zu erfahren und selbstständig sowie selbstbestimmt mit der Schmerzerkrankung umzugehen. Es geht also auch um Fragen der Akzeptanz. Bestenfalls wird im Laufe der intensiven Maßnahmen der Schmerz reduziert. Aus wirkungsphysiologischen Gründen halten sich die Klient:innen zwischen drei und sechs Wochen in Rehakliniken auf.

Zur Beantragung einer Rehabilitationsmaßnahme stellen Haus- und/oder Fachärzt:in einen Antrag beim Versicherungsträger. Je nachdem ist dies die Krankenversicherung oder die Rentenversicherung. Dem Antrag sind zur Begründung des Bedarfs Befunde und Verläufe sowie eine Prognose und Erklärungen des Patienten beizufügen.

Abbildung und Text: C. Winkelmann

Schmerzspirale

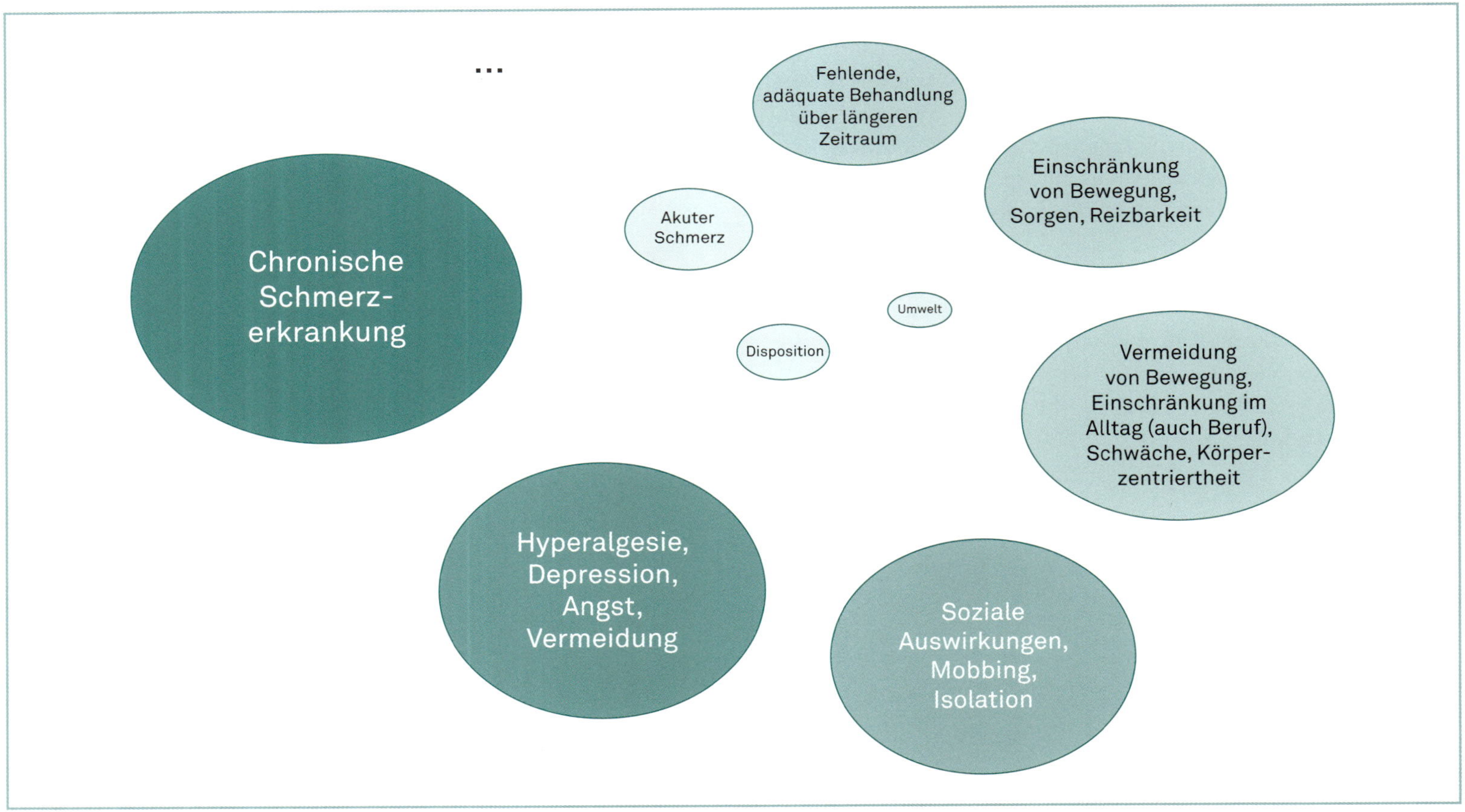

Abbildung 1-14: Schmerzspirale

Von der Schmerzspirale wird im Zusammenhang mit chronischen Schmerzen, dem Schmerzgedächtnis (S. 54) dem Ansatz des bio-psycho-sozialen Modells gesprochen. Da chronische Schmerzen (S. 28) unterschiedliche Ursachen haben und diese sich wiederum gegenseitig beeinflussen, unterhalten und verstärken wird die Schmerzspirale auch als Teufelskreis bezeichnet, in dem der Patient quasi feststeckt. Bei der Schmerzerkrankung spielen weniger körperliche Ursachen eine Rolle, sondern vornehmlich psychische und soziale Faktoren. Einstellungen, Erwartungen, Verhaltensweisen, Emotionen und wahrgenommene Belastungen stehen im Vordergrund.

Diese beeinflussen z. B. das Bewegungsverhalten (Vermeiden von Bewegung) und damit die soziale Teilhabe (Teilnahme am gesellschaftlichen Leben). Dies wiederum kann dazu führen, dass die Patient:innen in ihrem Gedankenkarussell festgefahren sind, weil neue Einflüsse, positive Erlebnisse oder weitere Ablenkungen fehlen.

Bekannt ist, dass dauerhafte Schmerzen zur Sensibilisierung der Nervenendigungen und über diesen Mechanismus zur Hyperalgesie (Überempfindlichkeit auf Schmerzreize) führen können. Dies wiederum ist Anlass für die so betroffenen Patient:innen, alle Konfrontationen zu vermeiden, die zu Schmerzen führen (z. B. Bewegung, Kontakt, Versorgung, Reisen). Damit ist ein sich selbst verstärkender Mechanismus in Gang gesetzt, der zum Durchbrechen einen umfassenden interdisziplinären, multimodalen Ansatz benötigt, dessen Erfolg maßgeblich vom Patienten beeinflusst wird und auch das soziale Umfeld (z. B. Familie, Beruf) zwingend einschließen muss – dies insbesondere bei langer Historie.

Nachweislich sind Personen mit psychischen Vorerkrankungen stärker gefährdet, in eine solche Schmerzspirale zu geraten, als gesunde Personen. Ebenfalls hat die soziale Situation (z. B. Mobbing, Scheidung, Tod des Lebenspartners oder Kindes) Einfluss auf diesen Prozess.

Abbildung und Text: C. Winkelmann

Schmerz-Tagesklinik

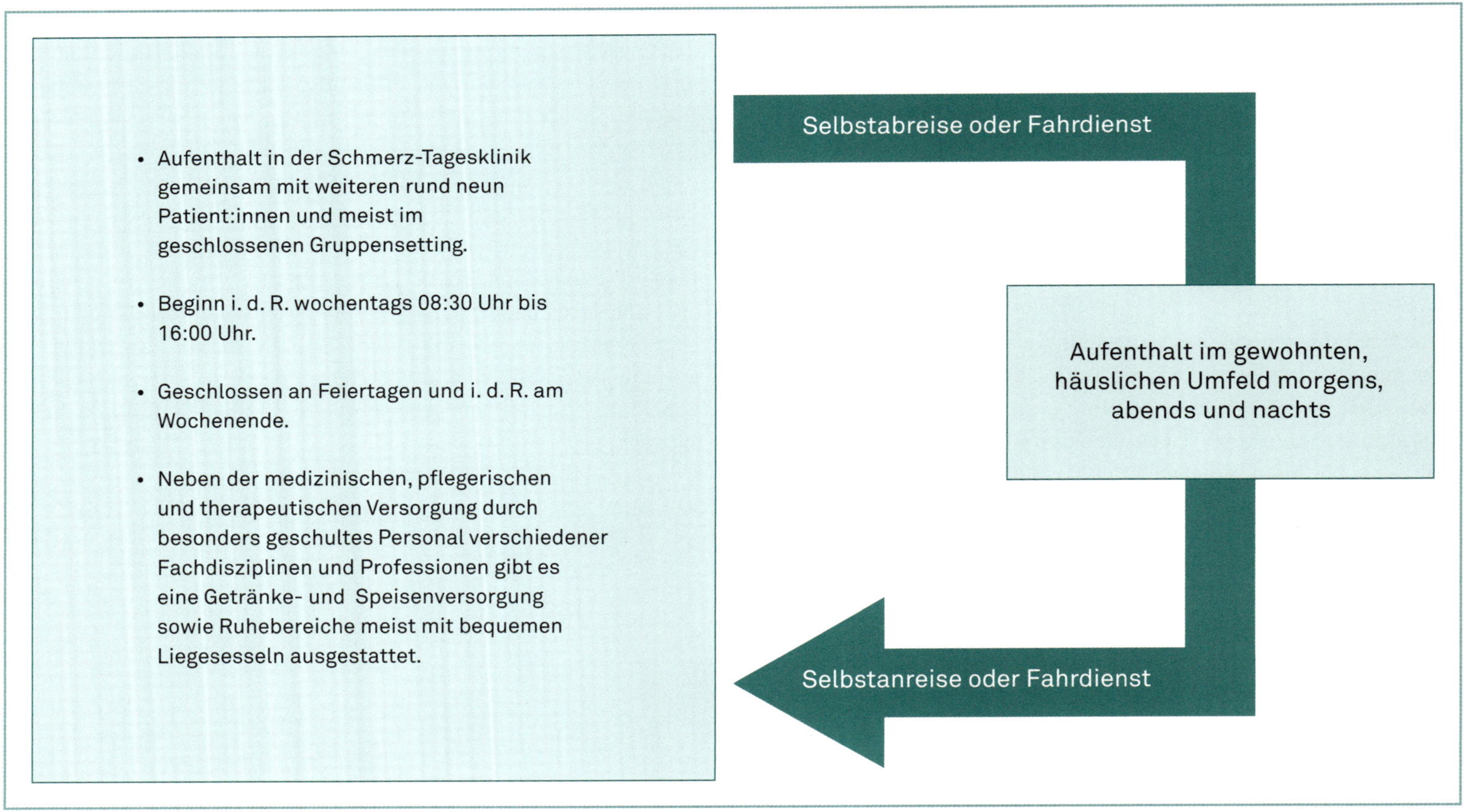

Abbildung 1-15: Schmerz-Tagesklinik

Eine Tagesklinik (auch teilstationäre Einrichtung) bedeutet generell, dass Patient:innen bzw. Klient:innen bei entsprechender Indikation tagsüber von speziell qualifiziertem Personal versorgt werden und sich hierfür mehrere Stunden in dieser Gesundheitseinrichtung aufhalten, dort bspw. Mahlzeiten einnehmen und ruhen können. Allerdings übernachten sie entweder im häuslichen Umfeld oder z. B. in einem Hotel.

Die Schmerz-Tagesklinik ist eine spezialisierte Tagesklinik. Patient:innen bzw. Klient:innen, die mobil sind, räumlich nah wohnen und leben, aber auch für diejenigen, für die die häusliche Umgebung eine besondere Bedeutung im Kontext des Schmerzmanagements spielt, können in einer Schmerz-Tagesklinik versorgt werden. Häufig sind die spezialisierten Einrichtungen örtlich gebündelt anzutreffen.

So fungiert die Schmerz-Tagesklinik als Bindeglied zwischen Schmerzambulanz und Schmerzklinik und ist auch aufgrund der vorhandenen Infrastruktur (z. B. weiterführende Diagnostik) Krankenhäusern angegliedert.

Das Schmerzmanagement baut auf einer interdisziplinären, apparativen und klinischen Diagnostik auf. Die Therapiemaßnahmen setzen sich aus verschiedenen, dem Therapieziel entsprechenden medizinischen, pflegerischen sowie psycho- und physiotherapeutischen Optionen zusammen. Das gesamte Programm ist für eine Dauer von drei bis vier Wochen angelegt. Viele Patient:innen bzw. Klient:innen schätzen die häufig kleinen und geschlossenen Gruppen mit ungefähr zehn Patient:innen. So haben sie die Möglichkeit, sich im relativ geschützten Rahmen zu öffnen und möglicherweise Kontakte zur weiteren Selbsthilfe zu knüpfen.

Gleichzeitig ist der morgendliche und abendliche Alltag in der häuslichen Umgebung ein wichtiges Element in der Therapie und Gegenstand der Verlaufskontrolle. Patient:innen bzw. Klient:innen können unter der Gewissheit der direkten, umgehenden Gesundheitsversorgung ihren Alltag erproben und bspw. unter engmaschiger Anleitung Strategien zur Bewältigung umsetzen und gemeinsam mit dem Personal der Schmerz-Tagesklinik evaluieren.

Abbildung und Text: C. Winkelmann

2 Untersuchung und Assessment

Im vorhergehenden ersten Kapitel haben wir versucht, die Komplexität des Schmerzgeschehens, insbesondere in Verbindung mit der Schmerzerkrankung (also den chronischen Schmerzen) und den bio-psycho-sozialen Aspekten, widerzuspiegeln. Aus dieser Komplexität ergibt sich die zwingende Notwendigkeit, den Patienten bzw. Klienten zunächst eingehend zu untersuchen (Abbildung 2-0). Bei der Schmerzmessung besteht die grundsätzliche Herausforderung, dass Schmerz ein individuelles, subjektives Erleben darstellt und damit nicht direkt messbar ist, wie es bspw. bei der Messung von Bewegungsmaßen der Fall ist. Der Schmerzreiz kann nicht direkt, sondern muss indirekt gemessen werden. Hierzu hilft man sich, indem bestimmte Indikatoren wie subjektives Erleben, Verhalten und physiologische Prozesse erfasst werden. Die Schmerzdiagnostik muss u.a. den körperlichen Allgemeinzustand, die Art und den Verlauf der Schmerzen, den Einfluss sozialer und psychologischer Aspekte berücksichtigen. Neben sogenannten apparativen Verfahren (z.B. Röntgen, diagnostischer Ultraschall) kommen klinische Verfahren (z.B. Befragung, Sicht- und Tastbefund) zur Anwendung. Wesentlich ist, dass die Komplexität ein interdisziplinäres, multimodales Vorgehen bei der Untersuchung verlangt. An der Befunderhebung und dem Assessment sind demnach bspw. verschiedene ärztliche Fachdisziplinen, die Physiotherapie, Ergotherapie und Psychotherapie beteiligt. Daher verlangen die gewonnenen Befunde und Erkenntnisse eine Bündelung. Theoretisch sollten alle beteiligten Gesundheitsberufe und Gesundheitsfachberufe vollumfänglich Einblick in die Befunddokumentation haben. Dies ist in der Praxis häufig noch nicht ausreichend umgesetzt. Hintergründe sind bspw. die digitale Ausstattung sowie Datenschutzaspekte. Damit jedoch laufen die schmerzerkrankten Patient:innen Gefahr, mehrfach untersucht zu werden, Wartezeiten auszuhalten und keine adäquate Behandlung als Ergebnis der Untersuchungsergebnisse zu erhalten. Aber auch der Patient spielt im Kontext seiner Schmerzerkrankung und für den Behandlungserfolg eine wesentliche Rolle. Seine Mitwirkung ist bereits bei der Anamnese äußerst hilfreich, um sämtliche Aspekte zu berücksichtigen und Ableitungen für die zunächst noch angestrebte ursächliche Behandlung der Schmerzen treffen zu können. Für spezielle Einschränkungen der Patient:innen (z.B. demenziell erkrankte Patient:innen) wurden mit diesem Anspruch der weitgehenden Einbindung der Patienten spezifische Instrumente entwickelt (z.B. BESD). Grundsätzlich gilt, dass die therapeutische Intervention, unabhängig davon, ob es sich hierbei um Medikamen-

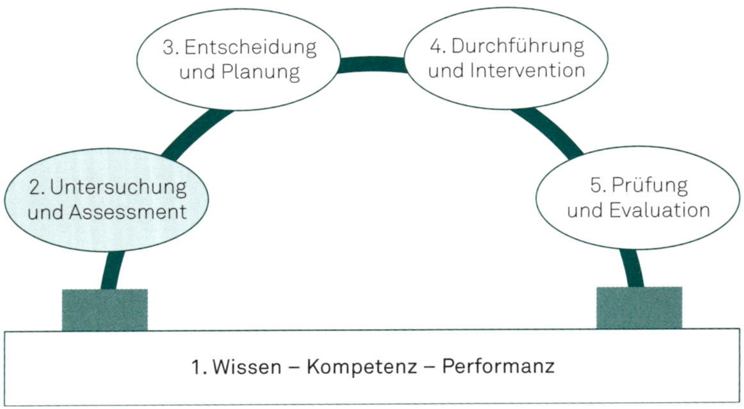

Abbildung 2-0: Untersuchung und Assessment im Gesundheitsversorgungsprozess

tengabe oder bspw. Physiotherapie handelt, die adäquate Untersuchung mit der darauf basierenden Behandlungszielsetzung und Behandlungsplanung voraussetzt. Die Versorgung nach dem Gießkannenprinzip soll somit unterbunden werden.

Abbildung und Text: C. Winkelmann

2.1 Übersicht der Instrumente

Beurteilung von Schmerzen bei Demenz (BESD), Pain Assessment in Advanced Dementia-(PAINAD)-Scale

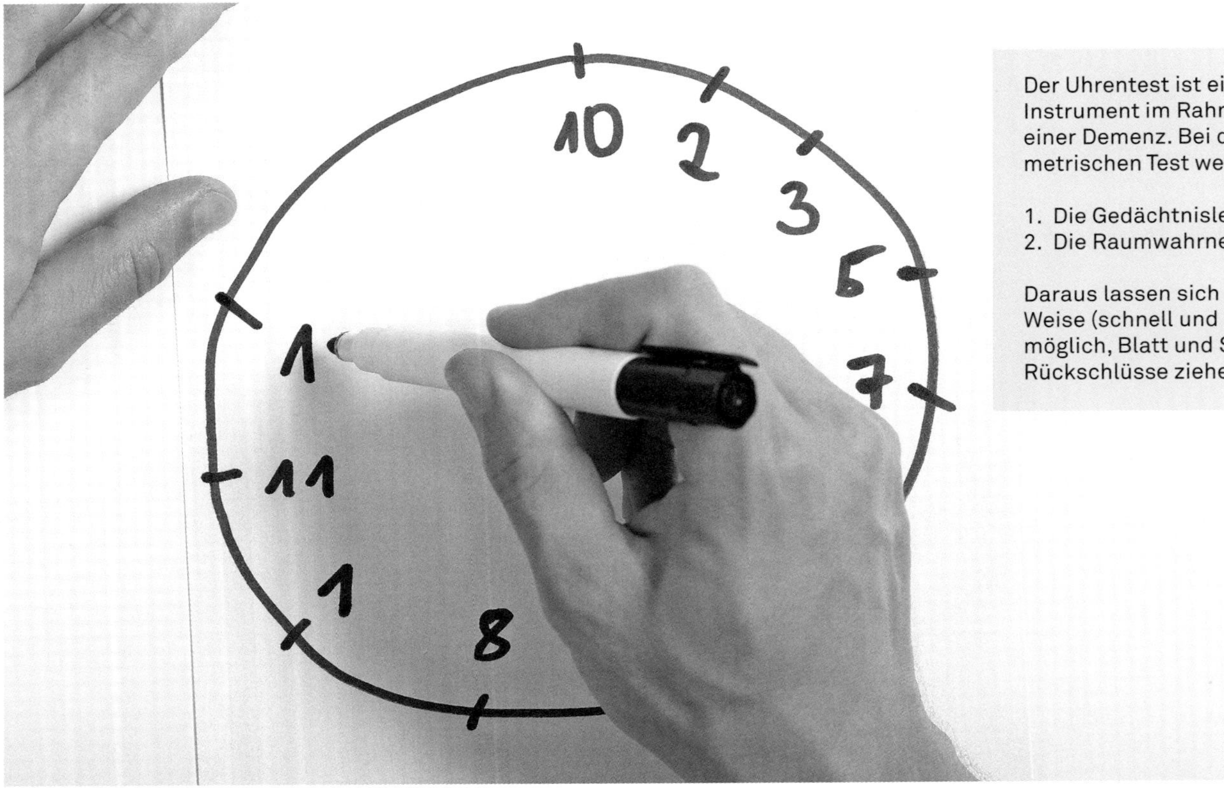

Der Uhrentest ist ein einfaches Instrument im Rahmen der Früherkennung einer Demenz. Bei diesem psychometrischen Test werden untersucht

1. Die Gedächtnisleistung der Person und
2. Die Raumwahrnehmung.

Daraus lassen sich auf einfache Art und Weise (schnell und ortsunabhängig möglich, Blatt und Stift erforderlich) erste Rückschlüsse ziehen.

Abbildung 2-1: Beurteilung von Schmerzen bei Demenz (BESD), Pain Assessment in Advanced Dementia-(PAINAD)-Scale; Bild: Getty Images)

Bei der BESD handelt es sich um ein eindimensionales Assessment-Instrument, um Schmerzen bei einer spezifischen Patientengruppe beurteilen zu können und Maßnahmen trotz kognitiver Einschränkungen und Einschränkungen der Kommunikation der Patient:innen gezielt planen und applizieren zu können.

Hier muss sich das Behandlungsteam auf die Beobachtungsfähigkeit beschränken, wobei insbesondere das Delta, also Unterschiede im gezeigten Verhalten besonders relevant sind, und der Beobachtungszeitraum zwei Minuten umfasst.

Das Prinzip ist, dass in einer speziellen Situation (z. B. Sitz, Gang, Waschen) das Verhalten des Patienten hinsichtlich von fünf Kategorien beobachtet wird:

- Atmung,
- Negative Lautäußerungen,
- Gesichtsausdruck,
- Körpersprache und
- Reaktion auf Trost.

Die Beobachtung wird entsprechend vorgegebener und definierter Zuschreibungen in einem standardisierten Formblatt angekreuzt. Für jede Kategorie können maximal 2 Punktwerte vergeben werden (Gesamtwert maximal 10). Ein Behandlungsbedarf besteht dann, wenn der Wert bei 6 oder höher liegt.

Text: C. Winkelmann

Fragebogen zur Erfassung der Schmerzverarbeitung (FESV)

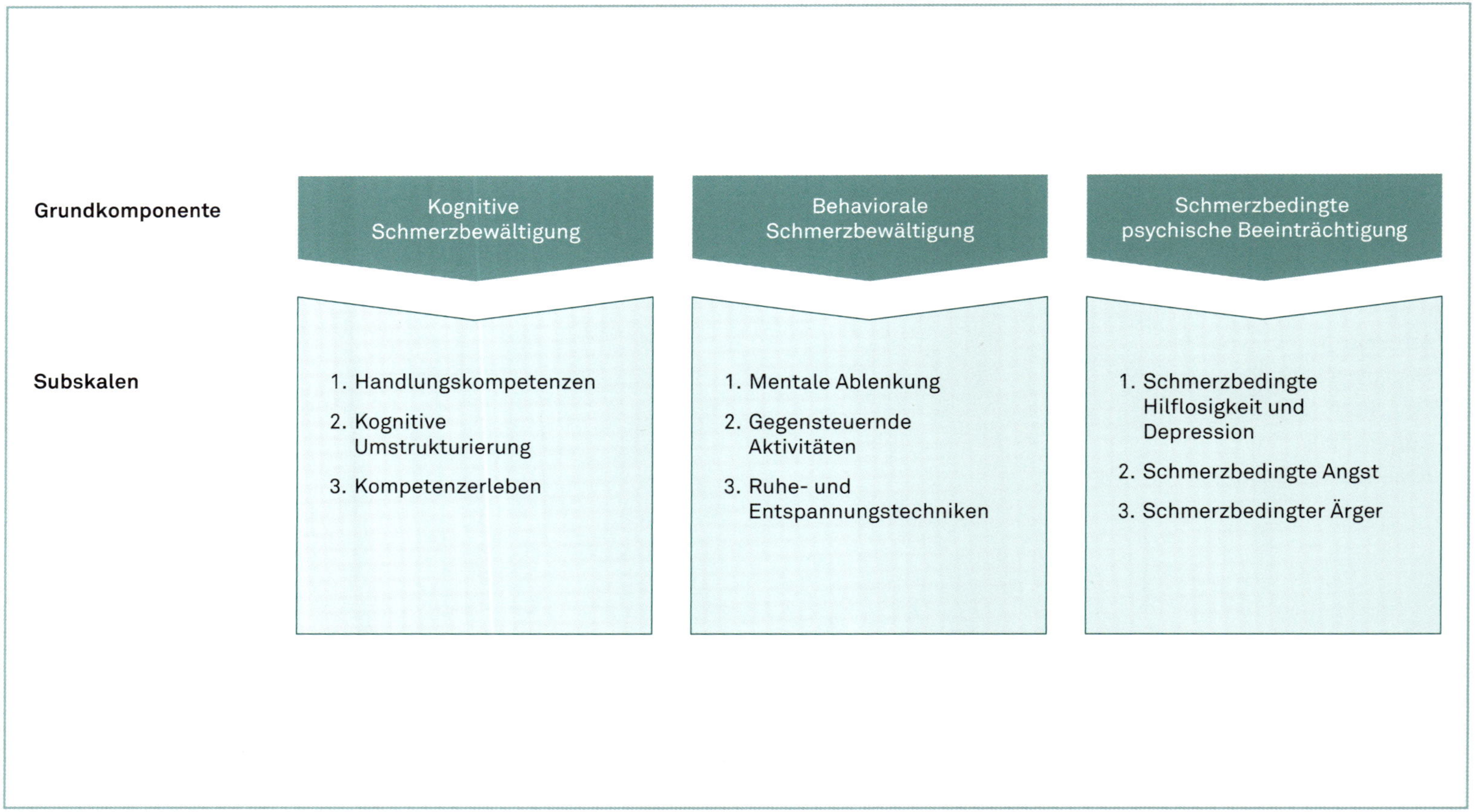

Abbildung 2-2: Fragebogen zur Erfassung der Schmerzverarbeitung (FESV)

Der Fragebogen zur Erfassung der Schmerzverarbeitung (FESV) nach Geissner zählt zu den psychometrischen Testinstrumenten. Dabei wird mit der Abfrage der Aspekte Depression, Angst, schmerzbezogene Hilflosigkeit, Ärger etc. ein expliziter Bezug zu den Schmerzen der Patient:in hergestellt. Hintergrund ist die These, dass chronische Schmerzen (S. 28) exakt und umfassend zu explorieren sind, d.h. in einem bio-psycho-sozialen Denkmodell. So werden hierbei auch Arbeitsplatz, Behandlungsteam oder der/die Patient:in selbst thematisiert.

Das Prinzip des FESV ist, dass bei länger andauernden oder auch häufig wiederkehrenden Schmerzen mittels standardisierter Fragen und Antwortmöglichkeiten einerseits das Bewältigungsrepertoire und andererseits die in Verbindung mit dem Schmerz stehende psychische Beeinträchtigung erhoben werden.

Der Bogen umfasst drei Grundkomponenten mit je drei Subskalen:

- Kognitive Schmerzbewältigung,
- Behaviorale Schmerzbewältigung,
- Schmerzbedingte psychische Beeinträchtigung.

Zur Auswertung werden die Einzelantworten in den neun Einzeldimensionen addiert. Eine Darstellung in einem Diagramm, z.B. auch zur Verlaufsbeobachtung ist sinnvoll auch für das Einbeziehen der Patient:in in den Schmerzmanagement-Prozess.

Der FESV kann für Patient:innen im Alter von 8 bis 80 Jahren eingesetzt werden. Die Durchführung umfasst 10 Minuten.

Abbildung und Text: C. Winkelmann

Haptik-Schmerz-Test nach Görgner (HaShTaG)

Patient: Ludwig Linke

Diagnosen: Schmerzen linke Schulter, Hypertonie, Brachialgie li., Sodbrennen

Seite: links

Kopf: ØKS ØDS NAP frei   Blutdruck: 165 / 91 87

Pulmo: VA bds. bel. son. KS

Cor: HA rhythmisch HT rein

Abd.: weich, Øpath. Resistenzen

Trp. / Reflexzone / Organ	rechts	links
M. Masseter	1	1
M. Sternocleidomastoideus	2	3
M. Trapezius	2	4–5
M. Pectoralis	2–3	4–5
M. Deltoideus	2	3
M. Trizeps brachii	2–3	4–5
Leber	2	
Magen		3–4
Darm	2	3
L1	1	1
L2	1–2	2–3
L3	2	2–3
L4	2	2–3
L5	2	2

dr. med. anke görgner | Privatpraxis und Tagesklinik für Naturmedizin | Floßplatz 31 | 04107 Leipzig | Tel.: 0341 – 993 838 50

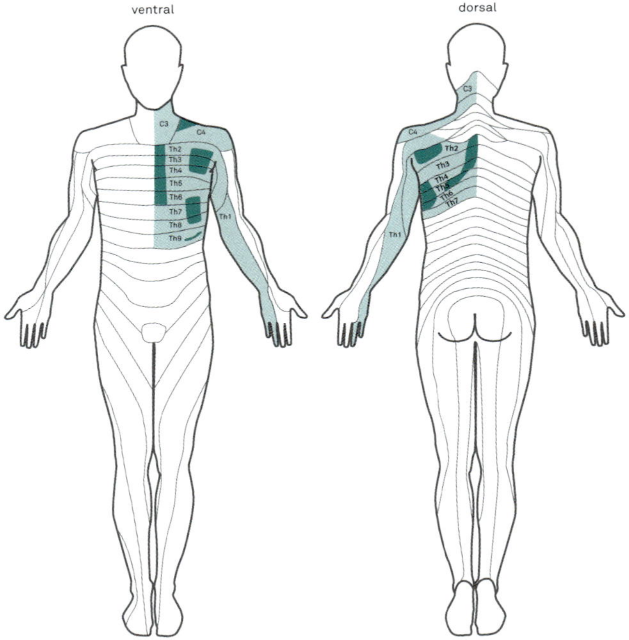

■ Hyperalgesiezonen C3–C4 links, Th1–Th9 links ■ Maximalpunkte in den Zonen C4 links, Th2–Th6 links, Th6–Th9 links

■ Hyperalgesiezonen C3–C4 links, Th1–Th7 links ■ Maximalpunkte in den Zonen linkes Schulterblatt, Th2–Th6 links

Therapieplan

Patient: Hypertonie, Brachialgie li.

Seite: links

Sitzung	Therapie	Zeit / Euro
1. Sitzung	EA, Status Behandlungsplan	
2. Sitzung	AL Li.	
3. Sitzung	4 BE li. M. Pectoralis	
4. Sitzung	Schröpfen li. Schulter Magenzone, Herzzone	

Ziele:

1. RR↓ ohne Medikamente
2. Schmerzen li. Schulter ↓, li. Arm ↓
3. Sodbrennen ↓

dr. med. anke görgner | Privatpraxis und Tagesklinik für Naturmedizin | Floßplatz 31 | 04107 Leipzig | Tel.: 0341 – 993 838 50

Abbildung 2-3: Haptik-Schmerz-Test nach A. Görgner (HaShTaG)

Der von Görgner (2013) entwickelte Test nutzt u. a. die Erkenntnisse der Haptik (S. 36) sowie der Head-Zonen (S. 34). Dabei wird davon ausgegangen, dass Erkrankungen der inneren Organe mit einer gewissen Regelmäßigkeit Hautüberempfindlichkeiten hervorrufen.

Das Prinzip ist, dass in definierten Hautarealen des Patienten und über den dortigen Muskeltriggerpunkten nach Travel & Simons nach Hyperalgesiezonen gesucht wird. Dieses Aufsuchen erfolgt über eine spezielle Grifftechnik, bei der die Therapeutin mit Daumen und Zeigefinger sanft Haut und Unterhautgewebe abhebt und dieses leicht presst (s. Abbildung 1-3, S. 36). Liegen keine Störungen vor, ist mit dieser tastenden Untersuchung kein Schmerz verbunden. Die Bewertung der Schmerzen erfolgt in Schulnoten von 1 bis 6.

Patient:innen werden vor der Untersuchung umfassend aufgeklärt. Sie sind aktiv am Untersuchungsgang beteiligt. Zu Beginn wird ihnen an zwei Stellen der Unterschied von „kein Schmerz" (meist Ellbogen – Schulnote 1) versus „starker Schmerz" (ausgewählte Zone – Schulnote 4) demonstriert. Wesentlich ist die spontane Äußerung des Patienten. Die Werte 1 und 4 gelten im Weiteren als Referenzpunkte.

In der Folge werden insgesamt 30 Punkte auf Hyperalgesie untersucht und im Formblatt die Werte 1-6 eingetragen. Zur Visualisierung werden das punctum maximum und die Zonen in ein zweidimensionales Körperschema eingezeichnet. Das Ergebnis (im Sinne eines Zeugnisses) erhält der Patient. Es dient zur weiteren Therapiezielplanung (moderate Reduzierung der Schmerzen, z. B. von Note 6 auf 5) und zur Verifizierung des Therapieerfolgs (siehe Kap. 5).

Abbildung und Text: A. Görgner

KUS-Skala

Merkmal	Intensität	Punktwert
Weinen	Gar nicht	0
	Stöhnen, Jammern, Wimmern	1
	Schreien	2
Gesichtsausdruck	Entspannt	0
	Mund verzerrt	1
	Grimmassieren	2
Beinhaltung	Neutral	0
	Strampelnd	1
	An den Körper gezogen	2
Rumpfhaltung	Neutral	0
	Unstet	1
	Krümmen, Aufbauen	2
Motorische Unruhe	Nicht vorhanden	0
	Mäßig	1
	Ruhelos	2

Tabelle 2-1: KUS-Skala

Das Erfassen der Schmerzstärke ist auch in der Pädiatrie notwendig, um die Schmerzen von Säuglingen oder Kleinkindern bis zum Alter von 4 Jahren einschätzen und in die spätere Interventionsplanung und Verlaufskontrolle einzubeziehen. Hierfür sind Selbsteinschätzungen mittels psychometrischer Messinstrumente wie VAS (S. 98), VRS (S. 97) oder NRS (S. 80) ungeeignet. Stattdessen wurde die „Kindliche Unbehagens- und Schmerz-Skala“ (kurz KUS-Skala oder KUSS) entwickelt.

Bewährt hat sich dieses Fremdbeobachtungs-Instrument auch bei Patient:innen, mit denen die Kommunikation eingeschränkt oder verbal nicht möglich ist, so z.B. mit Sprach- und Verständnisschwierigkeiten.

Das Prinzip ist, dass der Behandler über einen Zeitraum von 15 Sekunden gruppenweise fünf Merkmale, nämlich

- Weinen,
- Gesichtsausdruck,
- Rumpfhaltung,
- Beinhaltung und
- motorische Unruhe

beobachtet.

Die Intensität wird aufgrund weiterer Spezifizierungen, für die ein Punktwert definiert wurde, bestimmt. Je Gruppe sind 3 Intensitäten mit 0 bis 2 Punkten einzuschätzen. Die Summe aller Gruppenpunkte ergibt die maximale Punktzahl von 10. Eine analgetische Intervention ist dann notwendig, wenn die Summe gleich oder höher als 4 Punkte ist. Je höher der Wert, desto dringlicher ist der Bedarf.

Tabelle und Text: C. Winkelmann

Messung der Intensität, Schmerzstärke

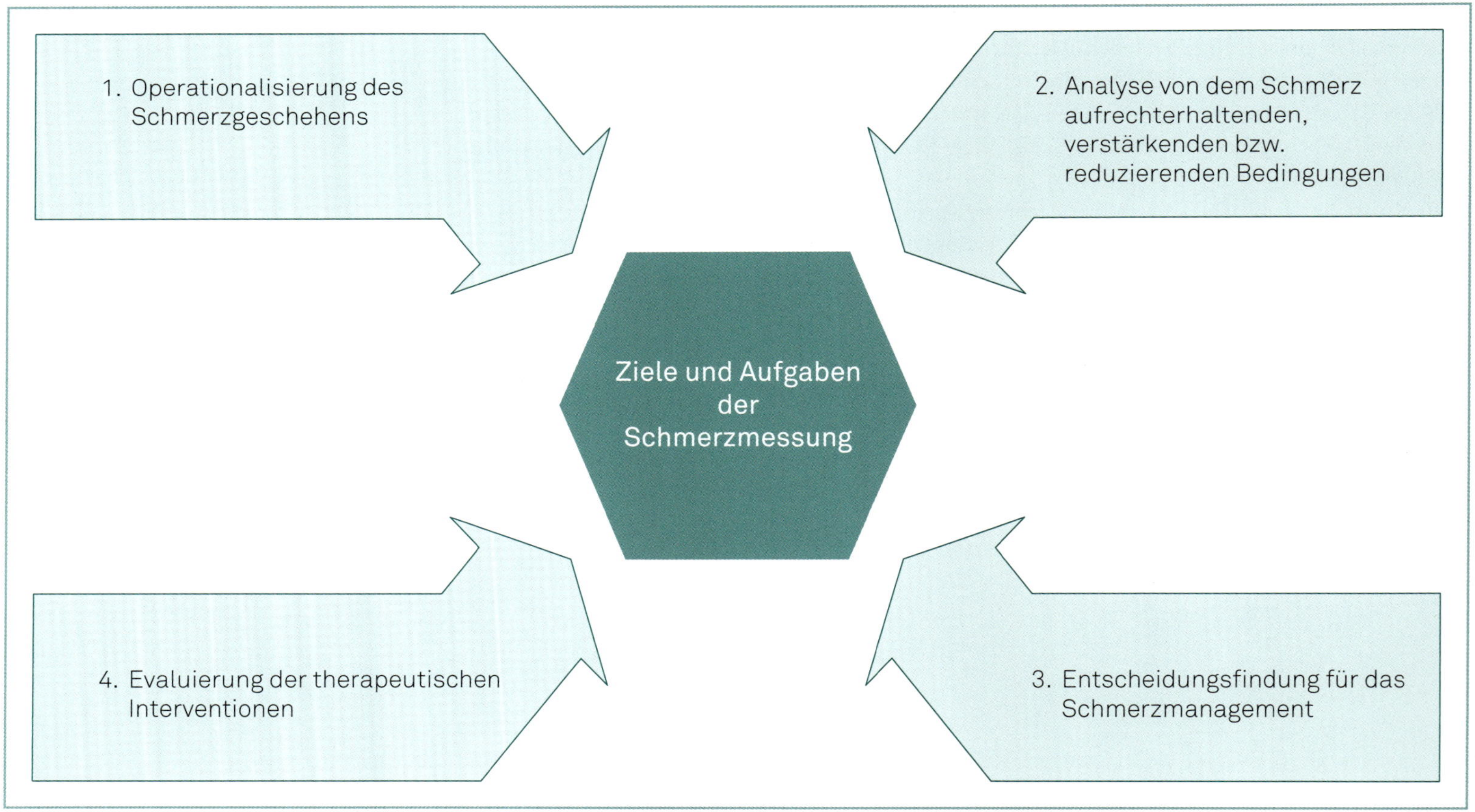

Abbildung 2-4: Messung der Intensität, Schmerzstärke

Unfraglich werden Schmerzen individuell erlebt. Die gleiche Belastung kann als unterschiedlich stark schmerzhaft erlebt werden und zwar sowohl bezogen auf den einzelnen Patienten selbst (z. B. Tagesform) als auch auf unterschiedliche Patienten (z.B. kulturelle Einflüsse). Für das Schmerzmanagement sind daher die Erfassung der Schmerzstärke und damit der Ansatz, ein subjektives Empfinden zu quantifizieren, wesentlich. Mit dieser Messgröße wird das Schmerzempfinden (S. 52) hinsichtlich der Stärke operationalisiert und objektiviert. Wenn der Patient das Ziel der Schmerzreduzierung gemeinsam mit dem Behandlungsteam verfolgt, kann diese Messgröße ein Parameter sein, um den Behandlungserfolg zu messen oder den Behandlungsverlauf zu steuern (z.B. Wirkungsweise ausgewählter Interventionen bei diesem Patienten). Dies entspricht dem Ansatz der personalisierten Medizin bei gleichzeitiger Standardisierung.

Für das Messen der Schmerzstärke sind insbesondere die visuelle Analogskala (VAS, S. 98), Verbale Rating Skala (VRS, S. 97) sowie die Numerische Rating Skala (NRS, S. 80) etabliert. Skalen werden den Einrichtungen und Praktiker:innen insbesondere von der Pharma-Industrie kostenlos angeboten.

Das Messprinzip ist, dass der Patient ähnlich den heute üblichen Bewertungsportalen seine Schmerzstärke auf einer Skala von „0 = keine Schmerzen“ bis „10 = stärkste vorstellbare Schmerzen“ einträgt bzw. benennt. Ausdifferenzierungen sind möglich.

Verzerrungen (siehe Schmerzgedächtnis, S. 54; Winkelmann & Helmer-Denzel, 2022) machen es erforderlich, dass sich die Befragung auf das aktuelle (schließt die letzten 30 Minuten ein) bis maximal eine Woche zurückliegende Schmerzempfinden bezieht.

Messungen finden bspw. vor der Behandlung (einschließlich 30 Minuten vor Beginn) und nach der Behandlung statt. Dabei ist besonders das Delta für das individuelle Schmerzmanagement interessant.

Abbildung und Text: C. Winkelmann

Numerische Rating-Skala

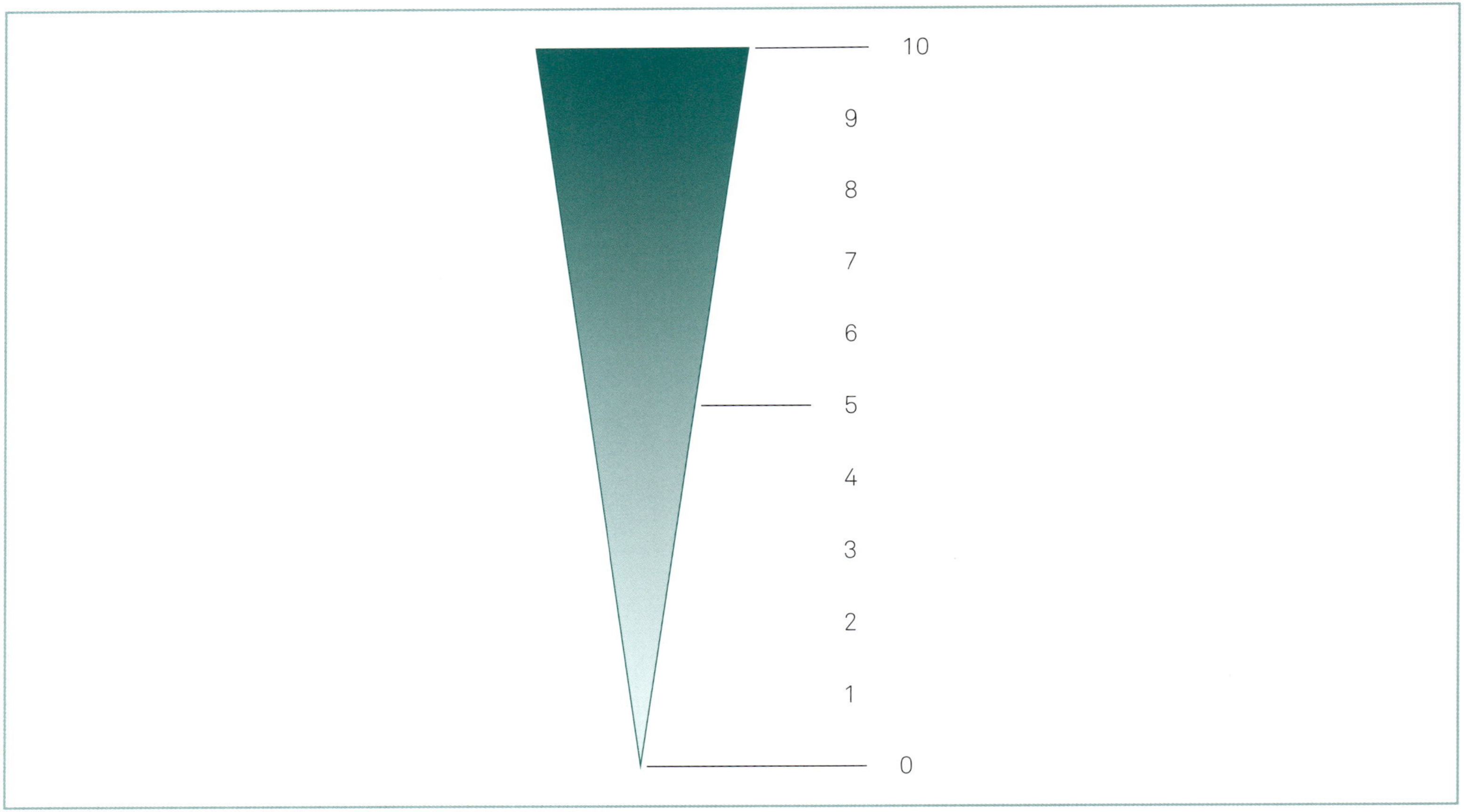

Abbildung 2-5: Numerische Rating-Skala

Ein weiteres Instrument als Abwandlung der Visuellen Analogskala (VAS) zur Messung der Schmerzstärke ist die Numerische Rating-Skala. Üblicherweise wird sie mit NRS abgekürzt und ist so auch im Fachsprachgebrauch etabliert.

Der Patient ordnet in der Selbsteinschätzung seine aktuelle Schmerzstärke bezogen auf die betreffende Region (z. B. Kopfschmerzen) oder die festgelegte Region (bei mehr als einer Region) auf der Skala ein.

Das Grundprinzip entspricht dem der VAS (S. 98), allerdings ist die Skalierung sowohl für den Patienten als auch für den Therapeuten sichtbar. Der Zahlenwert kann also direkt abgelesen werden. Diese Erleichterung ist gleichzeitig ein Nachteil.

Studien zur Validität der NRS belegen, dass sich Patienten mit Blick auf mögliche Konsequenzen (z. B. Behandlungsreduzierung, -abbruch, -steigerung) an den Zahlen- bzw. Prozentangaben orientieren. Auch ist es für manche Patienten schwierig, ihre empfundene Schmerzstärke in einer Zahl oder Prozentangabe wiederzugeben.

Aus diesem Grund basiert ein adäquates Schmerzmanagement auf unterschiedlichen Befunderhebungsinstrumenten und damit verschiedenen Dimensionen. Hierzu zählen das intensive Gespräch, in dem auch über die zum Einsatz kommenden Selbsteinschätzungsinstrumente ausführlich aufgeklärt wird.

Abbildung und Text: C. Winkelmann

Pain Draw, Schmerzzeichnung

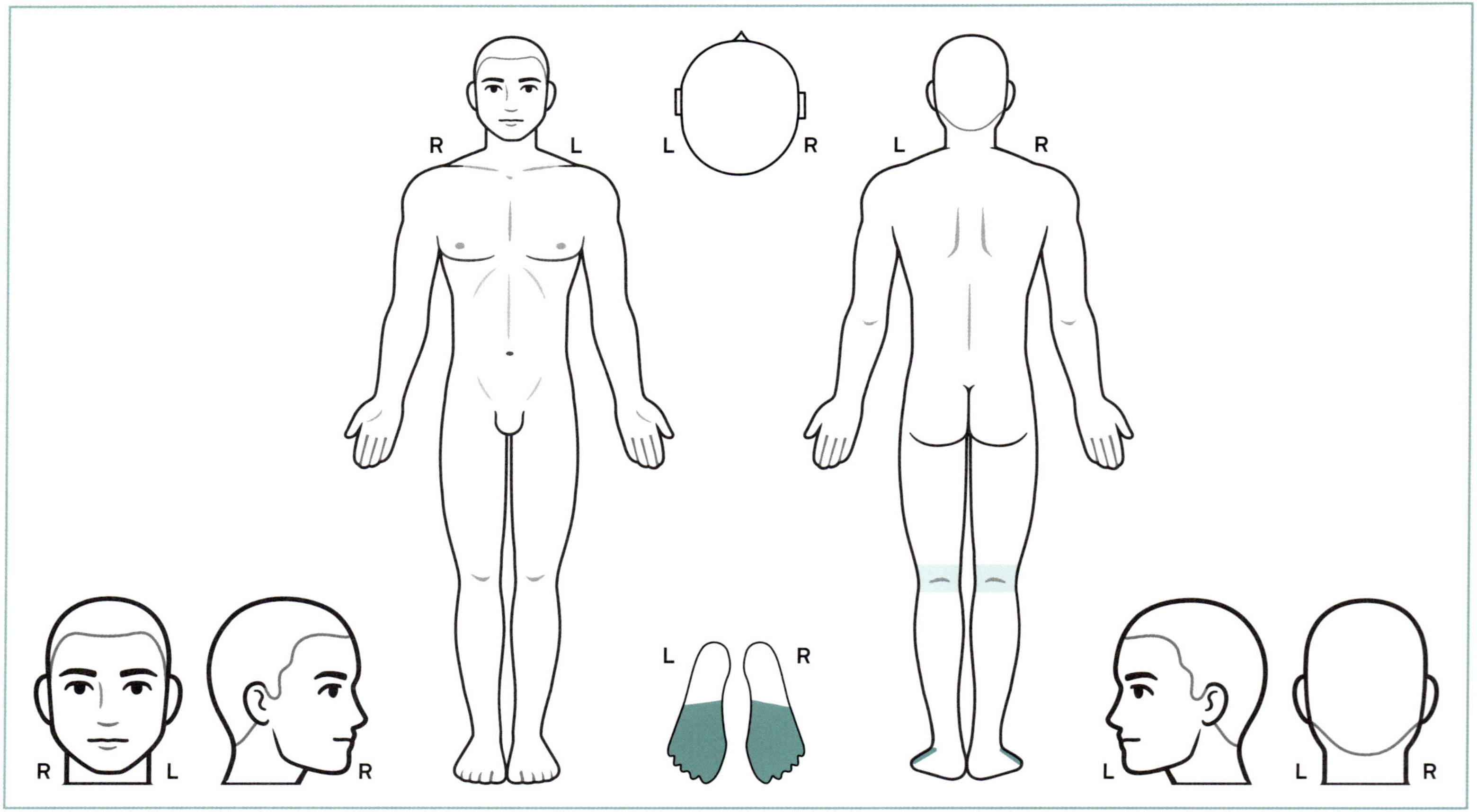

Abbildung 2-6: Pain Draw, Schmerzzeichnung, Bild: Getty Images

Die Lokalisierung der Schmerzen ist Teil der Befunderhebung und der Verlaufskontrolle. Einerseits können die Regionen aufgrund von physiologischen Verkettungen Aufschluss geben zur Ursache und Ableitungen für therapeutische Interventionen (z. B. Reflextherapie, Segmentale Stabilisierung) geben. Andererseits können Patient:innen so bildlich festhalten, an welcher Stelle bzw. welchen Stellen des Körpers sie Schmerzen haben und welche hiervon besonders schmerzhaft oder beeinträchtigend sind. Die Schmerzzeichnung ist daher Teil von Schmerzfragebogen oder auch von Schmerztagebüchern.

Das Prinzip ist, dass die Patienten ihre schmerzende Region in ein vorgedrucktes Körperschema eintragen. Es können auch mehrere Regionen markiert werden oder auch ein zentraler Punkt mit Ausstrahlungen. Das Körperschema zeigt in der Regel einen stehenden Menschen von vorn, hinten, links, rechts. Spezielle Schemata enthalten zusätzlich ausgewählte Körperregionen (z. B. Kopfschmerz, Gesichtsschmerz mit Abbildung des Kopfes von vorn, hinten, links, rechts, oben sowie den Blick in den Mund mit Abbildung der Zahnreihen, Zunge, Gaumen).

Außerdem gibt es geschlechtsneutrale und -spezifische Schemata sowie Schemata, die ein Kind, Jugendlichen bzw. Erwachsenen abbilden.

Als limitierend gelten die Zweidimensionalität sowie die Größe und Ausdifferenzierung der analogen Körperschemata. Ein Vorteil der topografischen Schmerzpräsentation ist jedoch die einfache Umsetzung sowie das Erleben des Patienten als kompetenter Part im Schmerzmanagement. Sprachliche oder kulturelle Aspekte spielen eine vergleichsweise untergeordnete Rolle. Studien belegen, dass selten nur eine Region angegeben wird, wobei Frauen eher mehr Schmerzregionen und größere Areale markieren.

Text: C. Winkelmann

Schmerzanamnese

Lfd. Nr.	Anamnese-Art	Anamnese-Inhalt	Individuelle Angaben
1	Aktuelle	Dauer der Beschwerden Stärke der Beschwerden Art der Beschwerden Häufigkeit der Beschwerden Region(en) der Beschwerden Bisherige Maßnahmen (Was, Wirkung, Einschätzung, Gesundheitskompetenz)	
2	Frühere	Andere Erkrankungen Mögliche Ursachen Allergien Gewohnheiten, Rhythmus Medikamente, Hilfsmittel Ggf. Schwangerschaft, Geburt	
3	Soziale	Wohnumfeld Berufsumfeld Schul-, KiTa-Umfeld Freizeitaktivität Verpflichtungen	
4	Familiäre	Familiäre Situation (z. B. Angehörige) Erkrankungen in der Familie (z. B. Erbkrankheiten)	

Tabelle 2-2: Schmerzanamnese

Grundsätzlich beginnt das patientenbezogene Schmerzmanagement mit der Anamnese. Dabei handelt es sich um ein Gespräch zwischen Patient (ggf. mit Angehörigen) und der Ärztin, Physiotherapeutin, Ergotherapeutin usw. Das heißt, für das Behandlungsteam und die spätere, gezielte Intervention ist es zunächst bedeutsam, vom Patienten selbst oder dessen Angehörigen (z.B. Eltern, Kinder, Partner) die Vorgeschichte zur Erkrankung zu erfahren. Diese enthält neben möglichen Ursachen, die benannt werden, auch bereits durchgeführte Therapiemaßnahmen, deren Wirkung und den Verlauf der Erkrankung.

Ebenso wird in diesem Anamnesegespräch im Hinblick auf die biopsycho-sozialen Aspekte von Gesundheit und Krankheit nach möglichen Einfluss- und Risikofaktoren gefragt. Nicht selten ist speziell dieser Teil der Anamnese für die Patienten und Angehörigen besonders emotional (z.B. Kränkungen, Gewalterfahrung, Trauer, Überforderung), was im Gespräch zwingend vom Behandlungsteam zu berücksichtigen ist. Ein Aspekt ist hier der des geplanten Zeitfensters, ein weiterer das gewählte Setting.

Das Anamnesegespräch sollte immer im geschützten Rahmen (z.B. Einzelzimmer, Gesprächsatmosphäre, Face-to-Face, analog) erfolgen, sodass sich der Patient entsprechend öffnen kann (Winkelmann & Helmer-Denzel, 2022).

Obwohl die erhobenen Informationen dokumentiert werden und transparent für das Behandlungsteam verfügbar sind, ist die Schmerzanamnese damit nicht abgeschlossen. Vielmehr bauen auf diesem Erstgespräch weitere Folgegespräche auch unter einer interdisziplinären Perspektive oder hinsichtlich der Fehleranfälligkeit der Erinnerung auf. (Interdisziplinäre Schmerzkonferenz, S. 114; Schmerzgedächtnis, S. 54).

Die Anamnese basiert auf dem Grundsatz, dass der Patient der Experte hinsichtlich seiner Schmerzen ist. Daher sind seine eventuellen Aufzeichnungen ebenfalls einzubeziehen.

Tabelle und Text: C. Winkelmann

Schmerzempfindungs-Skala (SES)

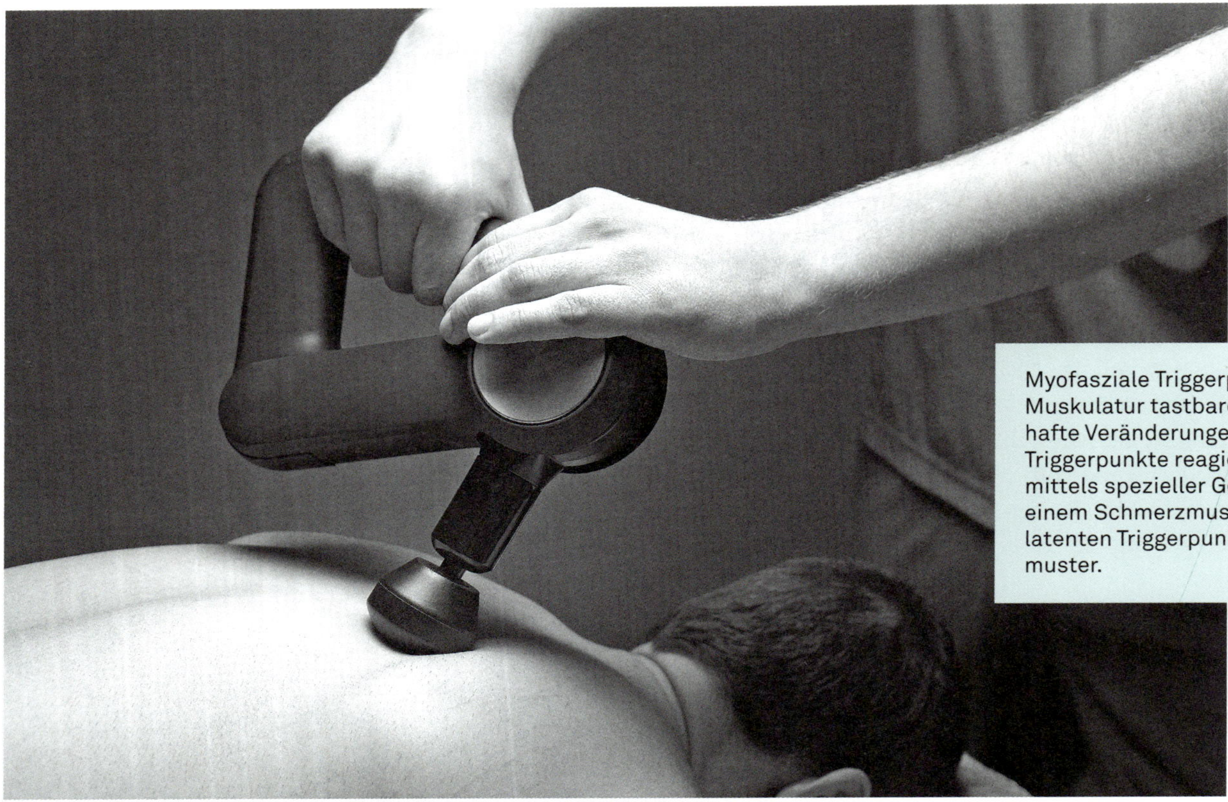

Myofasziale Triggerpunkte sind in der Muskulatur tastbare und druckschmerzhafte Veränderungen. Aktive myofasziale Triggerpunkte reagieren auf Druck (auch mittels spezieller Geräten ausgeführt) mit einem Schmerzmuster, anders als bei latenten Triggerpunkten ohne Schmerzmuster.

Abbildung 2-7: Schmerzempfindungs-Skala (SES); Bild: Getty Images

Die Schmerzempfindungs-Skala (kurz SES, Geissner 1996) handelt es sich als Teil des Schmerz-Assessments um einen mehrdimensionalen, speziell entwickelten Fragebogen mit 24 Einzelaspekten in insgesamt fünf Kategorien. Damit kann die Schmerzqualität bei Patient:innen im Alter von 6 bis 80 Jahren zuverlässig erhoben werden. Die SES bildet zusammen mit weiteren Messinstrumenten die Grundlage für die Diagnosestellung, die Therapieentscheidung und -planung und dient der Verlaufskontrolle im interdisziplinären multimodalen Schmerzmanagement (physiotherapeutisch, psychotherapeutisch, medizinisch, pharmakologisch usw.).

Das Prinzip ist, dass mithilfe dieses speziellen Fragebogens die von den Patienten subjektiv wahrgenommenen Schmerzen auf Basis einer Adjektivliste erfasst werden. Somit ist eine Differenzierung (Individualisierung, Personalisierung) bei gleichzeitiger Standardisierung möglich. Die SES umfasst fünf Kategorien:

A Global-Skala SES-affektiv

1. Allgemein affektive Schmerzangabe,
2. Schmerzangabe der Hartnäckigkeit.

Beide zusammen beschreiben affektive Eigenschaften der Schmerzempfindung (unangenehm, lästig, ärgerlich usw.).

B Global-Skala SES-sensorisch

3. Sensorische Schmerzangabe der Rhythmik,
4. Sensorische Schmerzangabe des lokalen Eindringens und
5. Sensorische Schmerzangabe der Temperatur.

Diese drei zusammen beschreiben sensorische Eigenschaften der Schmerzempfindung (brennend, stechend, glühend usw.).

Aufgrund der guten Übersicht der 24 Einzelaspekte, der kurzen Anleitung für die Durchführung sowie bei entsprechender Übung nur 5-minütigen Erhebungszeit, ist die SES im Schmerzmanagement Standard und äußerst praktikabel.

Text: C. Winkelmann

Schmerzfragebogen

Kindgerechte Ansprache in einem Fragebogen

Hallo Erna,

wir haben ein paar Fragen zu Deinen Schmerzen. Deine Antworten sind sehr wichtig. Du hilfst uns, dass es Dir schnell besser geht.

Wenn eine Frage komisch ist, frag' einfach Deine Eltern oder uns.

Und schon geht es los!

Wie alt bist Du?

Du siehst hier ein Kind abgebildet. Mach bitte an den Stellen ein x, die bei Dir besonders weh tun.
Nimm nun eine andere Farbe und male damit einen Kreis um die Stelle, die am allermeisten wehtut.

Was machst Du, wenn Du Schmerzen hast?

Was machen Deine Eltern, wenn Dir etwas weh tut?

Kannst Du uns ein Bild von Deinen Schmerzen malen?

Abbildung 2-8: Schmerzfragebogen

Grundsätzlich sind Fragebogen in allen Branchen übliche Instrumente, um Informationen quantitativer und qualitativer Art zu erhalten.

Spezielle Fragebogen, in denen Patient:innen standardisiert zusammengestellte Fragen beantworten, sind Schmerzfragebogen. Explizit zu nennen ist der Deutsche Schmerzfragebogen in der jeweils gültigen Fassung oder der painDetect-Fragebogen. Aber es existieren auch einrichtungsspezifisch entwickelte Bogen.

Patient:innen erhalten den Fragebogen mit einer Ausfüllanleitung im Rahmen des Schmerzmanagements und beantworten diesen zu Beginn und turnus- oder anlassbezogen. Dabei sind quantitative Angaben, wie zur Intensität, und qualitative Angaben, z.B. als Schmerzzeichnung (S. 82), Verarbeitung des Schmerzerlebens, vorzunehmen.

Mit diesen Daten werden die im Gespräch und im Rahmen der weiteren Interventionen gewonnenen Informationen komplettiert, Zusammenhänge hergestellt und auf mögliche Ursachen geschlossen.

Damit ist die Einschätzung der Patienten entlang der systematisch präsentierten Fragen oder Aufforderungen ein wesentlicher Bestandteil ihrer aktiven Mitwirkung, der Befunderhebung und Verlaufskontrolle. Der Umfang der Fragen und die Auseinandersetzung mit diesen verdeutlicht den Patient:innen, insbesondere bei erstmaliger Anwendung, die Komplexität der Schmerzerkrankung. Gleichzeitig helfen die Fragen und teilweise vorgegebenen Antwortmöglichkeiten zur Auswahl, die eigene Schmerzerkrankung besser beschreiben oder auch eingrenzen (z.B. Pain Draw) zu können. Eine Rolle bei der Erinnerung bzw. den Antworten spielt das Schmerzgedächtnis (S. 54).

Die Schmerzfragebogen gehören zum Qualitätsmanagement der Krankenversicherung.

Abbildung und Text: C. Winkelmann

Schmerztagebuch

Schmerztagebuch																												
Tag	Montag				Dienstag				Mittwoch				Donnerstag				Freitag				Samstag				Sonntag			
Datum																												
Tageszeit	morgens	mittags	abends	nachts	morgens	mittags	abends	nachts	morgens	mittags	abends	nachts	morgens	mittags	abends	nachts	morgens	mittags	abends	nachts	morgens	mittags	abends	nachts	morgens	mittags	abends	nachts
Genaue Uhrzeit																												
Starker	10	10	10	10	10	10	10	10	10	10	10	10	10	10	10	10	10	10	10	10	10	10	10	10	10	10	10	10
	9	9	9	9	9	9	9	9	9	9	9	9	9	9	9	9	9	9	9	9	9	9	9	9	9	9	9	9
	8	8	8	8	8	8	8	8	8	8	8	8	8	8	8	8	8	8	8	8	8	8	8	8	8	8	8	8
	7	7	7	7	7	7	7	7	7	7	7	7	7	7	7	7	7	7	7	7	7	7	7	7	7	7	7	7
	6	6	6	6	6	6	6	6	6	6	6	6	6	6	6	6	6	6	6	6	6	6	6	6	6	6	6	6
Schmerz	5	5	5	5	5	5	5	5	5	5	5	5	5	5	5	5	5	5	5	5	5	5	5	5	5	5	5	5
	4	4	4	4	4	4	4	4	4	4	4	4	4	4	4	4	4	4	4	4	4	4	4	4	4	4	4	4
	3	3	3	3	3	3	3	3	3	3	3	3	3	3	3	3	3	3	3	3	3	3	3	3	3	3	3	3
	2	2	2	2	2	2	2	2	2	2	2	2	2	2	2	2	2	2	2	2	2	2	2	2	2	2	2	2
	1	1	1	1	1	1	1	1	1	1	1	1	1	1	1	1	1	1	1	1	1	1	1	1	1	1	1	1
Kein	0	0	0	0	0	0	0	0	0	0	0	0	0	0	0	0	0	0	0	0	0	0	0	0	0	0	0	0
Medikament																												
Schmerzort																												
Schmerzdauer																												
Anmerkungen																												
Linderung durch																												

Abbildung 2-9: Schmerztagebuch

Mit Kenntnissen zum Verlauf der Schmerzerkrankung können die Behandelnden Schlüsse zu bisherigen Behandlungen, der Wirksamkeit von Maßnahmen, zu Symptomen im Zeitverlauf oder auch zu bestimmten, wiederkehrenden Zeitpunkten (z.B. Feste, Todestag, Schulbeginn) ziehen und mögliche Zusammenhänge herstellen.

Das Prinzip ist, dass die Patienten über einen längeren Zeitraum in einem standardisierten Formular, das einem Kalenderblatt ähnelt und analog oder digital verfügbar ist, zum Zeitpunkt und zur Häufigkeit des Auftretens der Schmerzen, zur Stärke der Schmerzen, zu den Regionen (ggf. wechselnd), zur Art der Schmerzen und zur Dauer der Schmerzen Notizen anfertigen. Darüber hinaus werden Maßnahmen (z.B. Medikamente, Physiotherapie) und tägliche Aktivitäten (z.B. beruflich) eingetragen. Manche Tagebücher enthalten auch Diagramme zur Visualisierung der Schmerzstärke.

Besser als im Gespräch oder im Fragebogen (S. 88) kann der Patient in einem Schmerztagebuch auch mehrmals täglich Daten zum Schmerzgeschehen sammeln. So können Verzerrungen durch Erinnerung reduziert werden (Schmerzgedächtnis, S. 54). Als aktiv Mitwirkender im Schmerzmanagement ist der Patient gefordert, die Notizen (auch als Gefühle, Gedanken) vorzunehmen und setzt sich gleichzeitig mit Behandlungserfolgen oder auch mit möglichen Stressoren auseinander, was zum Erkenntnisgewinn und zur Stärkung der Selbstwirksamkeit beitragen soll.

Wichtig ist, dass die Angaben gewertschätzt und im Gespräch und der Entscheidung zur Behandlungsplanung aufgegriffen werden. Schmerztagebücher dienen insofern der Patientenedukation (S. 168) und Gesundheitskompetenzentwicklung.

Kritisch wird von verschiedenen Seiten bewertet, dass das Beschäftigen mit den Schmerzen diese noch verstärke. Einige empfehlen daher statt eines Schmerztagebuches ein Zufriedenheitstagebuch, in dem nur Positives und schmerzfreie Zeiten erfasst werden.

Abbildung und Text: C. Winkelmann

Schmerzinterview, Strukturiertes Schmerzinterview

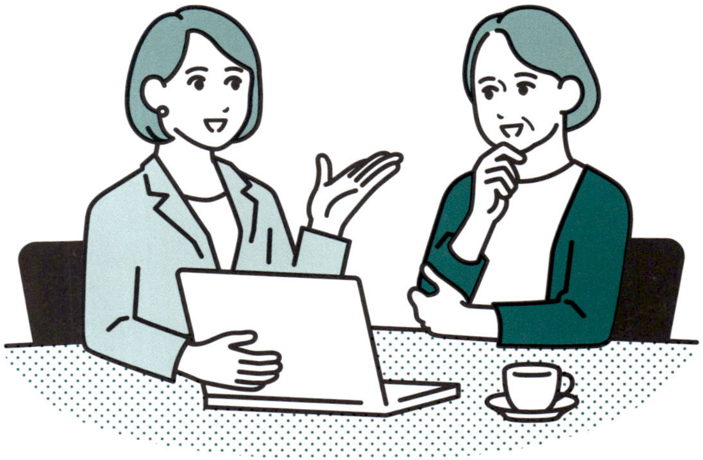

Mit dem Test **Mini Mental Status Examination (MMSE)** können erste Rückschlüsse gezogen werden, ob globale kognitive Störungen vorliegen. Der Test ist weit verbreitet und einfach zu realisieren. Er enthält 30 Items als Fragen, Rechen- und Schreibaufgaben und das Nachzeichnen einer vorgegebenen Abbildung.

Zur Auswertung: Im Bereich 24 bis 30 erreichter Punkte liegt keine kognitive Einschränkung vor. Im Bereich 18 bis 23 Punkte kann von einer leichten kognitiven Einschränkung ausgegangen werden. Hier ist eine weitere Abklärung empfohlen. Unter 17 Punkten von maximal 30 Punkten liegt eine schwere kognitive Einschränkung vor. Wichtig ist, dass der Bildungsstand in die Ergebnisinterpretation einfließt. Bei Personen mit einem Hochschulabschluss muss eine weitere Abklärung bereits bei 28 erreichten Punkten erfolgen.

Abbildung 2-10: Schmerzinterview, Strukturiertes Schmerzinterview; Bild: Getty Images

Bei diesem Interview handelt es sich um ein standardisiertes Interview, das speziell für Personen im Alter von über 75 Jahren, die sich verbal ausdrücken können, entwickelt wurde. Es findet bei der Aufnahme von hochbetagten Patient:innen ohne (bis mittlerer) Beeinträchtigung statt. Hintergrund ist, dass die Selbsteinschätzung, wie sie z. B. in Skalen oder Fragebogen (S. 88) notwendig ist, von dieser Klientel oft nicht abgegeben werden kann, ohne dass das Behandlungsteam unterstützt oder mit einer großen Fehlerquote und Leerstellen zu rechnen ist.

Das Prinzip ist ein Interview, das 14 Fragen zur Schmerzlokalisation, Schmerzintensität, Schmerzdauer und -persistenz und Beeinträchtigung sowie zu emotionalen und kognitiven Variablen umfasst.

Dieses Interview ist bei kognitiver Beeinträchtigung für einen MMSE-Wert (Mini-Mental-State-Examination) von >10 möglich unter 10 sind die Angaben nicht mehr nutzbar. Der MMSE-Wert wird standardmäßig im Rahmen des Eingangsassessments in der geriatrischen Gesundheitsversorgung ermittelt. Hierbei handelt es sich um ein Screening der kognitiven Leistungsfähigkeit auf das Vorliegen demenzieller Entwicklungen.

Für valide und zuverlässige Interviewdaten darf von der Struktur des Interviews (inhaltlich, Fragetechnik, Anweisungen an die Interviewenden, verwendetes Material) nicht abgewichen werden.

Text: C. Winkelmann

Smiley-Analogskala, Faces Pain Scale – Revised

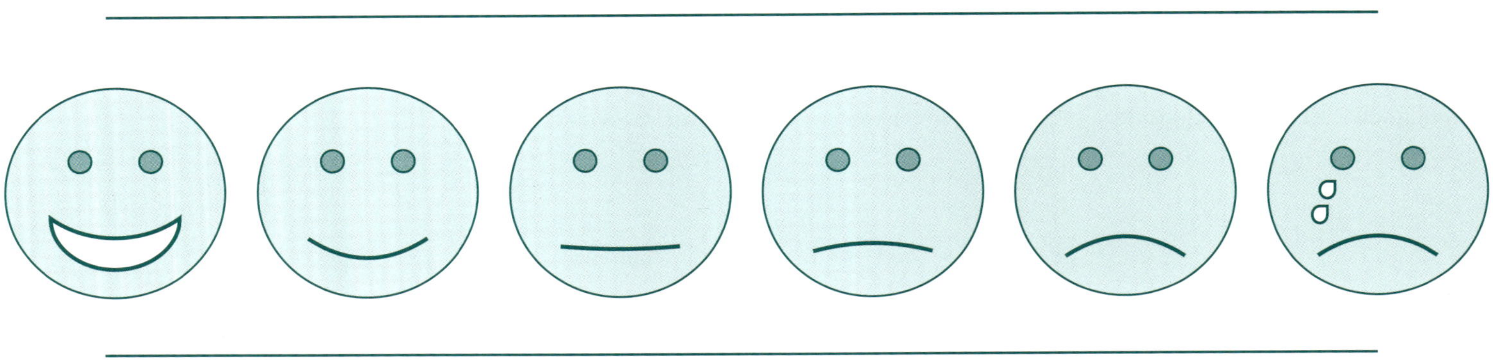

Abbildung 2-11: Smiley-Analogskala, Faces Pain Scale – Revised

Zwei weitere Instrumente zur Messung der Schmerzstärke sind die Smiley-Analogskala (kurz SAS) sowie die Faces Pain Scale – Revised (kurz FPS-R). Sie wurden entwickelt, um eine Möglichkeit der Selbsteinschätzung für Kinder ab 4 Jahren sowie für demenziell erkrankte Patienten mit leichten kognitiven Einschränkungen oder Patienten mit Sprachschwierigkeiten zu schaffen.

Beide Instrumente dienen im Schmerzmanagement dieser Patientengruppen zur Befunderhebung und Verlaufskontrolle. Das Grundprinzip entspricht dem der VAS (S. 98), VRS (S. 97) und NRS (S. 80).

Allerdings werden den Patienten statt Zahlen, Prozentangaben oder Beschreibungen sechs Gesichtsausdrücke (international verwendete Smileys/Emojis) gezeigt, von denen sie eins auswählen sollen, das ihre aktuellen Schmerzen am besten zeigt.

Der jeweilige Gesichtsausdruck ist ähnlich der VRS zur Dokumentation mit einer Prozentangabe verknüpft.

Der Unterschied zwischen beiden Skalen besteht darin, dass die FPS-R kein weinendes Gesicht abbildet. Studien haben gezeigt, dass insbesondere männliche Patienten das Weinen als Schwäche oder Verzweiflung interpretieren und diesen Gesichtsausdruck daher ablehnen bzw. ausblenden. Dadurch kann es zu falschen Messergebnissen kommen.

Abbildung und Text: C. Winkelmann

Verbale Rating Skala

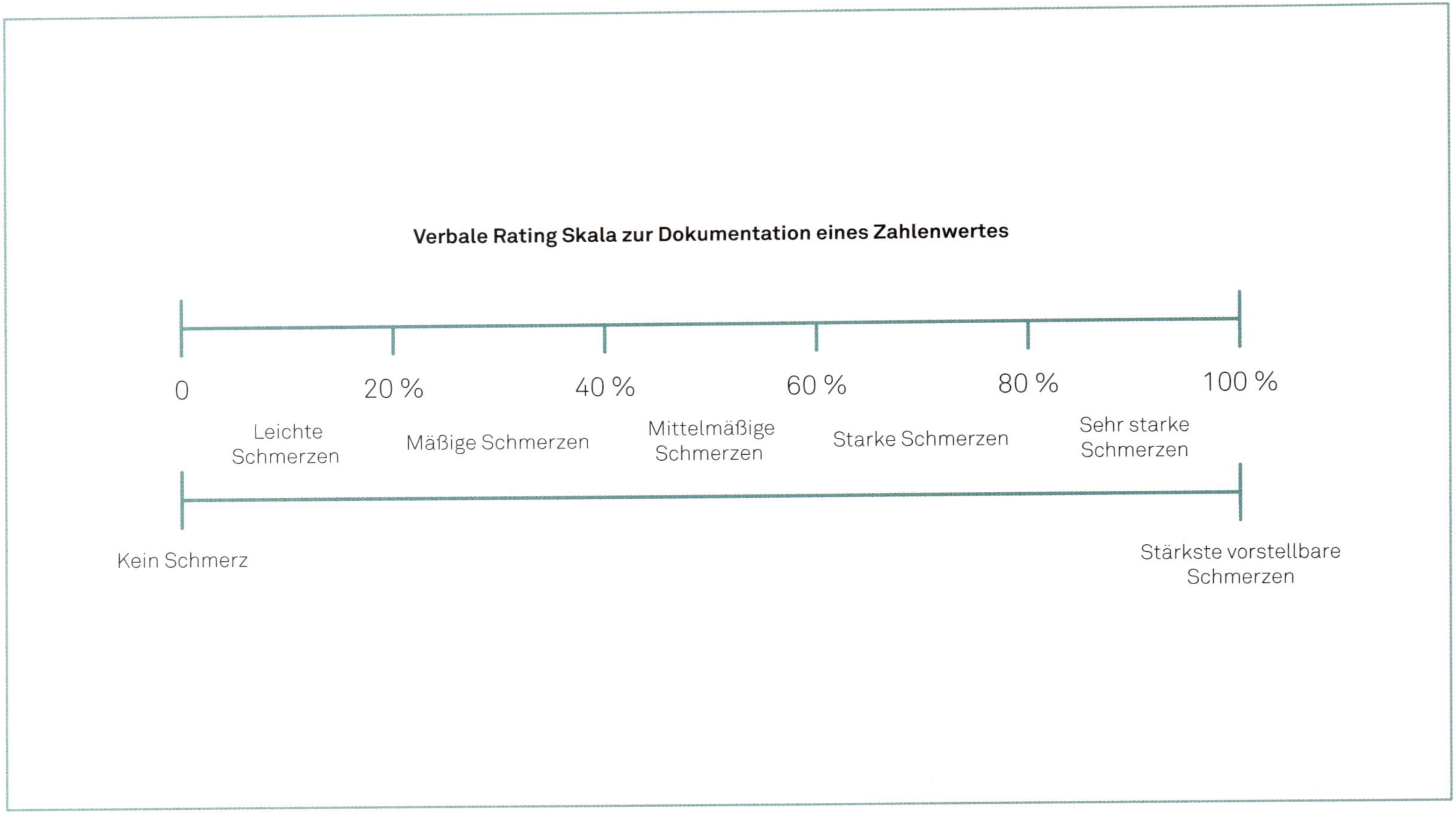

Abbildung 2-12: Verbale Rating Skala

Die Verbale Rating Skala wird als eindimensionale Skala zur Angabe der Schmerzstärke genutzt. Die gebräuchliche Abkürzung ist VRS.

Wissenschaftliche, medizinische Leitlinien fordern, dass die Schmerzstärke auch perioperativ regelmäßig in Ruhe und bei Aktivitäten (z.B. Transfer) zu messen und zu dokumentieren ist. Dabei steht die Selbsteinschätzung durch den Patienten an erster Stelle. Die Fremdbeobachtung des Verhaltens (z.B. Vermeiden von Bewegung, aggressives Verhalten) oder physiologische Parameter kommen dann in Betracht, wenn die Selbsteinschätzung nicht möglich oder verlässlich ist (z.B. entwicklungspsychologische oder kognitive Ursachen).

Für die Selbsteinschätzung hat sich neben der VAS (S. 98) die VRS bewährt. Sie kann ab dem achten Lebensjahr eingesetzt werden. Auch für Hochbetagte mit leichten kognitiven Einschränkungen ist diese Form zur Messung der Schmerzstärke besonders geeignet. Das Prinzip ähnelt dem der VAS, allerdings wird mit Zuschreibungen gearbeitet.

Der Patient wird aufgefordert vor und nach der Therapie, der Aktivität oder zu bestimmten Tageszeiten die Schmerzstärke entsprechend der Skalierungsbezeichnung anzugeben.

Für Auswertungszwecke wird ein Zusammenhang zwischen einer Beschreibung und einer Prozentangabe hergestellt. Allerdings weisen Studien auf diverse Einschränkungen hin. So sind zwar die Endpunkte der Skala (keine bis maximal vorstellbare Schmerzen) eindeutig, jedoch die Intervalle problematisch. Die Bezeichnungen

- leichte Schmerzen,
- mäßige Schmerzen,
- starke Schmerzen,
- sehr starke Schmerzen

werden zum Teil sehr unterschiedlich und auch abhängig von kulturellen Einflüssen beurteilt. Grundsätzlich gilt zudem, dass Skalen mit mehr als sieben Abstufungen ungeeignet sind.

Abbildung und Text: C. Winkelmann

Visuelle Analogskala

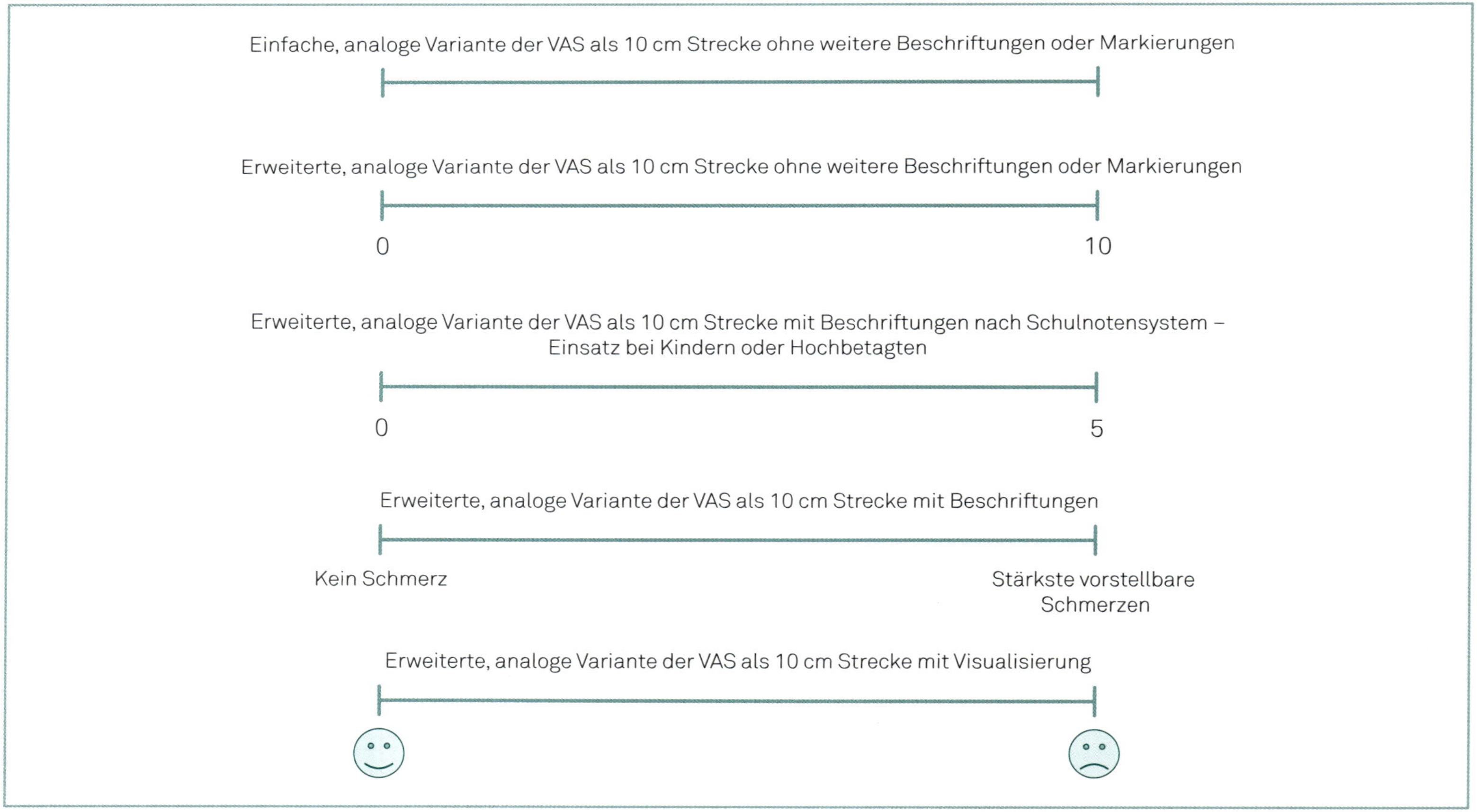

Abbildung 2-13: Visuelle Analogskala

Die Visuelle Analogskala ist ein Instrument zur Messung der Schmerzstärke im Rahmen eines semiquantitativen Verfahrens. In der klinischen Anwendung bzw. im Fachsprachgebrauch oder auch zu Dokumentationszwecken (z. B. in Fragebogen) wird mit der Abkürzung VAS gearbeitet.

Die VAS zählt aufgrund der einfachen Handhabung (analog und digital) sowie weiten Verbreitung auch international zu einer Grundlagen-Skala im Schmerzmanagement und der Schmerzforschung.

Die einfachste Form ist eine auf Papier (z. B. Fragebogen, Verlaufsdokumentation) horizontal verlaufende, 10 cm lange Strecke bzw. waagerechter Balken, auf der der Patient mit einem Stift markiert, wie groß er seinen Schmerz einschätzt. Der Therapeut misst nun mit dem Lineal den Abstand von 0 bis zur Markierung, wobei auf ganze Zahlen auf- oder abgerundet wird. Die Aufforderung an den Patienten vor und nach der Physiotherapie lautet z. B. „Bitte tragen Sie auf der Strecke die Stärke Ihrer aktuellen Schmerzen in der rechten Schulter ein." Beide Werte werden dokumentiert (z. B. 6/7 für 60 %/70 % von jeweils 100 % Schmerzen). Ein Delta von 2 (bzw. 20 %) gilt als relevant für weitere Einschätzungen (z. B. Therapiemittel führt zur Schmerzreduzierung, Veränderung der Schmerzstärke im Tagesverlauf oder während der Rehabilitation).

Die Strecke kann mit dem Anfangswert 0 und Endwert 10 oder auch keine Schmerzen und stärkste vorstellbare Schmerzen, größtmögliche Schmerzen oder mit lachendem und traurigem Gesicht versehen sein.

Die Ausrichtung 0 bis 10 ist im europäischen Raum von links nach rechts. Um kulturelle Einflüsse auszuschließen, wird die senkrechte bzw. vertikale Verwendung von unten (0) nach oben (10) empfohlen.

Weitere Unterteilungen der Strecke (z. B. Markierung pro Zentimeter) oder Farbverläufe (z. B. blau-rot oder grün-gelb-rot) sollten vermieden werden, sodass sich der Patient daran weder orientieren kann noch davon beeinflusst ist.

Die Länge der Strecke von 10 cm ist bezogen auf die Normierung und das Ablesen des Wertes durch einfache Messung mittels Lineal geeignet. Optimal aber für die Schmerzmessung sind VAS, die über 12 cm betragen, weil sie eine geringere Orientierungsmöglichkeit bieten. Diese speziellen Skalen werden in der Forschung eingesetzt.

Auch digital über Schieberegler oder die Anklick-Funktion kann der Patient die Schmerzstärke angeben. Ein Vorteil ist, dass die Werte automatisiert in die Schmerzdokumentation einfließen und dahingehend Übertragungsfehler ausgeschlossen sind.

Abbildung und Text: C. Winkelmann

ZOPA©, Zurich Observation Pain Assessment

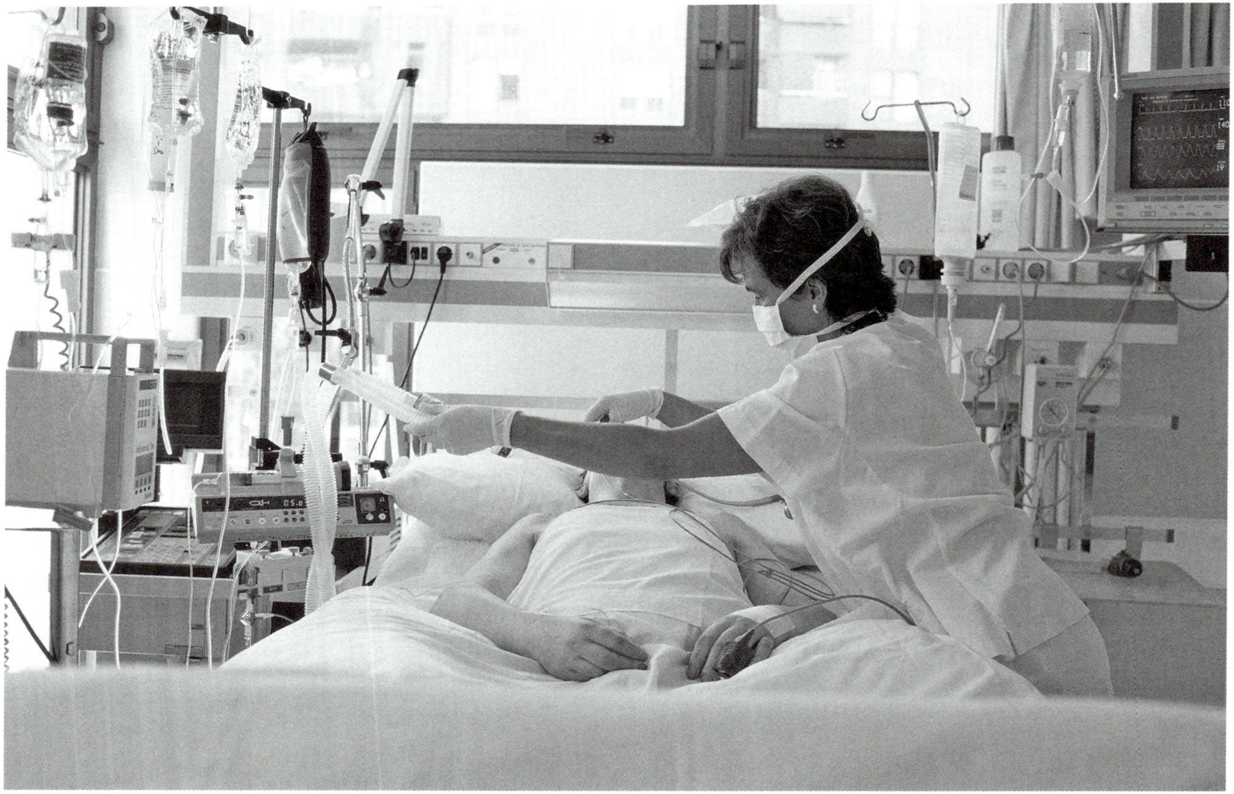

Abbildung 2-14: ZOPA®, Zurich Observation Pain Assessment; Bild: Getty Images

Ein weiteres eindimensionales Assessment-Instrument ist das Zurich Observation Pain Assessment (ZOPA©) zur Fremdeinschätzung von Schmerz bei kognitiv- und/oder bewusstseinsbeeinträchtigten (auch temporär, z.B. durch Sedierung intensivpflichtiger Patient:innen) Patient:innen. Es berücksichtigt die Tatsache, dass die vegetativen Zeichen von Schmerzen wie Hypertension und Schwitzen bei demenziell erkrankten Patient:innen deutlich verringert sind.

Das Prinzip von ZOPA© ist, dass Schmerzen, die sich in den vier Verhaltenskategorien

- Lautäußerungen,
- Gesichtsausdruck,
- Körpersprache,
- physiologische Indikatoren

zeigen können, durch das Behandlungsteam mehrmals am Tag beobachtet werden.

Die vier Kategorien umfassen 13 Verhaltensmerkmale, die exakt spezifiziert wurden. Stöhnende Laute, ein verzerrter, gequälter Gesichtsausdruck, Ruhelosigkeit oder Veränderungen in den Vitalzeichen gelten beispielsweise als Hinweise auf Schmerzen.

Mit ZOPA© wird lediglich erhoben, ob Schmerzen vorhanden sind und dies als Grundlage für Entscheidungen zur weiteren Maßnahmenplanung genutzt. Gewichtungen der Verhaltensmerkmale werden nicht vorgenommen. Ebenfalls kann die Schmerzintensität nicht über ZOPA© bestimmt werden, selbst dann nicht, wenn mehrere Verhaltensmerkmale beobachtet werden können.

Durch den Einsatz von ZOPA© und die damit verbundene Verantwortungsübernahme zur Ableitung von Maßnahmen wird auch die Beobachtungsfähigkeit bzw. Schmerzwahrnehmung der Betreuenden bei den Patient:innen trainiert.

Text: C. Winkelmann

3 Entscheidung und Planung

In der Gesundheitsversorgung der Patient:innen mit einer Schmerzerkrankung müssen sowohl der Patient oder Angehörige als auch das Behandlungsteam oder einzelne Berufsgruppen in verschiedenen Fragestellungen Entscheidungen treffen. Dies kann bei Patient:innen bereits die Entscheidung zum ersten Schritt sein, d.h., die aktive Mitwirkung im Schmerzmanagement-Prozess; im Behandlungsteam können es Entscheidungen zur Weiterbildungsplanung oder zur Anschaffung von Medizinprodukten zur Unterstützung sein (Abbildung 3-0).

Entscheidungen setzen Information voraus. Hier besteht in aller Regel eine Asymmetrie zwischen Patient:innen und den Berufsangehörigen der Gesundheitsberufe und Gesundheitsfachberufe. Patient:innen sind aufgrund ihrer Betroffenheit von der Schmerzerkrankung in einer besonderen Situation mit individuellem Versorgungsbedarf. Sie gelten zum Teil als Expert:innen für ihre Schmerzerkrankung. Ihre Informationsmöglichkeiten sind gerade durch die schier unendliche Verfügbarkeit bspw. im Internet eingeschränkt, denn die teilweise widersprüchlichen Informationen führen zu Unsicherheiten und sind nur schwer auf deren wissenschaftlich fundierte Güte zu überprüfen. Das erschwert es den Patient:innen, aktiv, selbstbestimmt und -wirksam den Prozess mitzugestalten. Zum Schutz der Betroffenen hat der Gesetzgeber in Deutschland das Recht der Patient:innen auf ausführliche und verständliche Aufklärung zu den Vor- und Nachteilen sowie über mögliche Alternativen im Patientenrechtegesetz verankert.

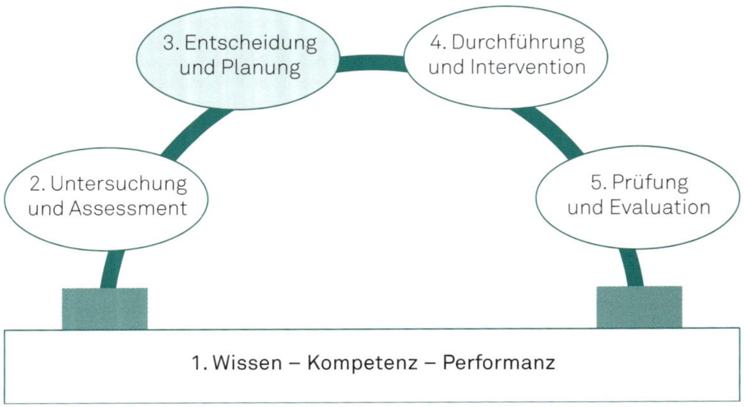

Abbildung 3-0: Entscheidung und Planung im Gesundheitsversorgungsprozess

Aber diese Asymmetrie kann auch zwischen den Berufsangehörigen selbst festgestellt werden und zwar sowohl innerhalb einer Berufsgruppe (z.B. im Physiotherapie-Team) als auch zwischen den Berufsgruppen (z.B. im Team aus Ärzt:innen unterschiedlicher Fachdisziplinen, Pflegenden und Psychotherapeut:innen).

Im Schmerzmanagement-Prozess bilden Wissen, Kompetenz und Performanz das Fundament (s. Kap. 1). Hierauf stützen sich alle Beteiligten. Für Patient:innen müssen die Informationen zur gemeinsamen Entscheidungsfindung (siehe partizipative Entscheidungsfindung, S. 16) entsprechend aufbereitet, angepasst und visualisiert sein. Es gilt der im Marketing typische Spruch: „Bild schlägt Sprache!“. Innerhalb des Behandlungsteams, das sich üblicherweise interdisziplinär zusammensetzt, um der mit chronischen Schmerzen (S. 28) einhergehenden Komplexität entsprechen zu können, geht es einerseits um die Qualifikation und Verständigung auf Versorgungsprinzipien. Andererseits werden die Entscheidungen auf Basis der vorliegenden Untersuchungsergebnisse und des Assessments getroffen. Für diese Phase im Schmerzmanagement-Prozess sind in den Einrichtungen bspw. interdisziplinäre Teambesprechungen (S. 122) etabliert. Darüber hinaus finden interdisziplinäre Schmerzkonferenzen (S. 115) zu besonderen Fällen und zum Teil unter Teilnahme der Patient:innen statt. Diese Konferenzen dienen nicht nur dem Qualitätsmanagement, sondern sie tragen zur Kompetenzentwicklung und zur interdisziplinären Gesundheitsversorgung bei. Dabei lernen die Profis von den Patient:innen. So schließt sich der Bogen (s. Abb. E-2, S. 15).

Die Entscheidungen beziehen sich auf die Festlegung der Therapieziele (SMART-Regel; Winkelmann & Rogalski, 2021), die Maßnahmenauswahl (s. Kap. 4) und die Behandlungsplanung. Dabei müssen die vorgesehenen Interventionen in einer dem Stadium und den ursächlichen Zusammenhängen der Schmerzkrankheit entsprechenden Reihenfolge und in Abhängigkeit von den gemeinschaftlich mit dem Patienten vereinbarten Therapiezielen strukturiert sein. Alle Aspekte sollten gemeinsam im Rahmen des Clinical Reasoning (S. 108) entschieden und verantwortet werden. Um zu prüfen, ob sich Patient:innen hierfür ausreichend vorbereitet fühlen, liegen spezielle Messinstrumente (PDMS, S. 118) vor.

Oft ist das Nutzen-Risiko-Verhältnis von Interventionen schwer einschätzbar. Mit dem Einsatz der Nutzwert-Analyse (Winkelmann & Rogalski, 2021) oder der Entscheidungskonfliktskala (DCS, S. 110) lassen sich die verschiedenen Aspekte operationalisieren.

Abbildung und Text: C. Winkelmann

3.1 Übersicht der Instrumente

Clinical Reasoning, CR

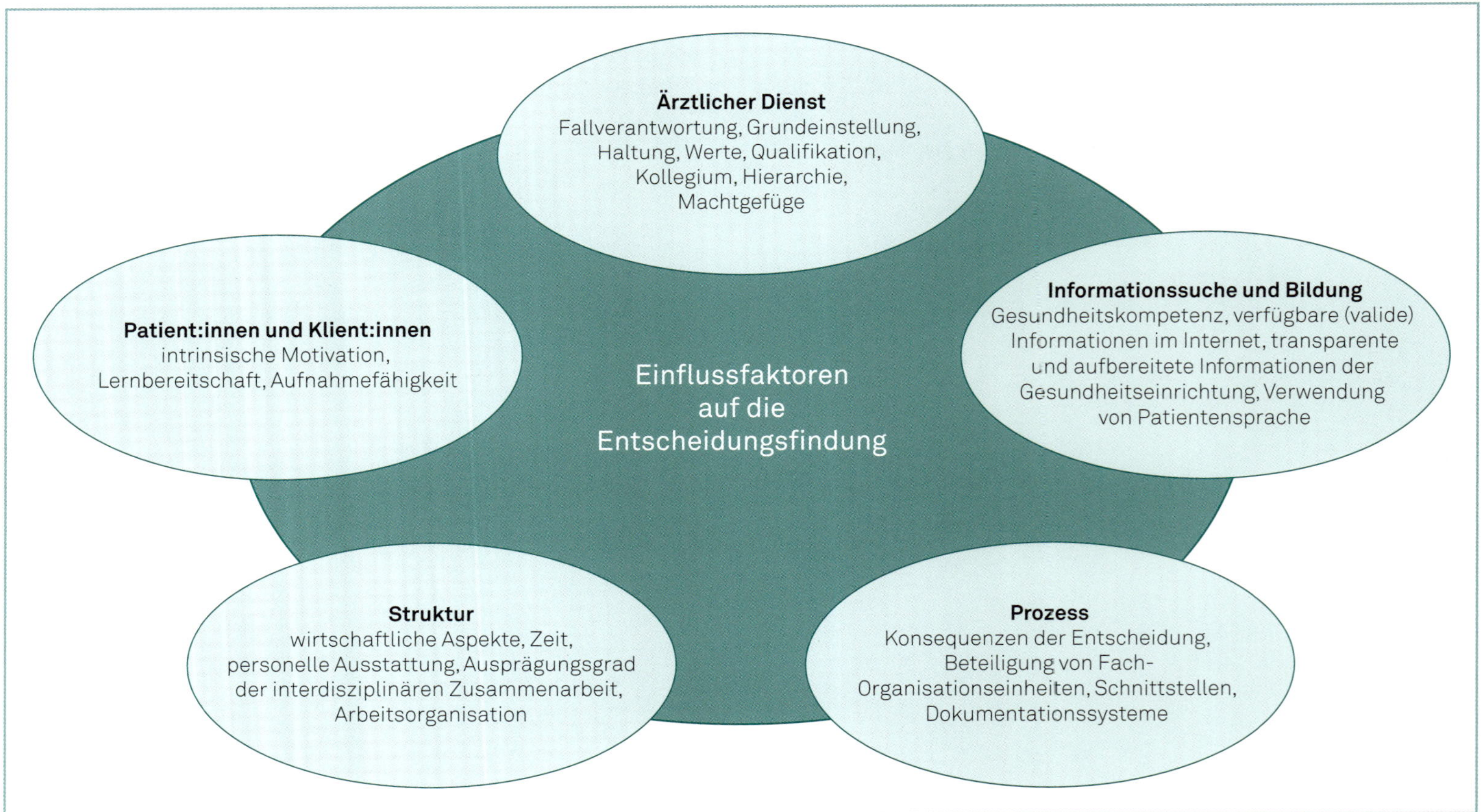

Abbildung 3-1: Clinical Reasoning, CR

Mit dem Clinical Reasoning (CR) ist ein Denk-, Handlungs- und kontinuierlich ablaufender Entscheidungsprozess gemeint, den die Berufsangehörigen der Gesundheitsberufe und Gesundheitsfachberufe im Rahmen der Gesundheitsversorgung durchlaufen.

Es existieren verschiedene Übersetzungen für den deutschsprachigen Raum, so z. B. klinische Argumentation, klinische Schlussfolgerung oder klinische Beweisführung. Wichtig ist, dass „klinisch" nicht gleichbedeutend mit stationär (voll-, teilstationär) ist, sondern per definitionem die kurative und rehabilitative Gesundheitsversorgung von Patient:innen im ambulanten oder stationären Sektor ist.

Das Prinzip von CR ist, dass nach einem evidenzbasierten Standard bzw. in einem Rahmen die Befunde zusammengetragen und bewertet werden sowie darauf aufbauend ein Therapieziel mit der entsprechenden Maßnahmenplanung entwickelt wird.

Der Vorteil von CR ist, dass in diesem standardmäßig angewendeten Prozess die Fähigkeit entwickelt und weiterentwickelt wird, die eigene (persönliche und berufsgruppenspezifische) Entscheidungsfindung kritisch zu hinterfragen. Über die kognitiven Prozesse hinaus basiert CR auf der Reflexion unbewusster Faktoren, z. B. die Wertvorstellungen, kulturelle Einflussfaktoren, Spiritualität und bestehende Grundfeste der Berufsgruppe (siehe Eisberg-Modell, Johari-Fenster; Winkelmann & Rogalski, 2021).

Das CR kann von der jeweiligen Fachkraft allein oder im mono- oder interprofessionell besetzten Team und auch gemeinsam mit dem Patienten durchgeführt werden. Findet das CR im interdisziplinär besetzten Team statt, spricht man auch vom Multigrade CR.

Abbildung und Text: C. Winkelmann

Decisional Conflict Scale (DCS) nach O'Connor

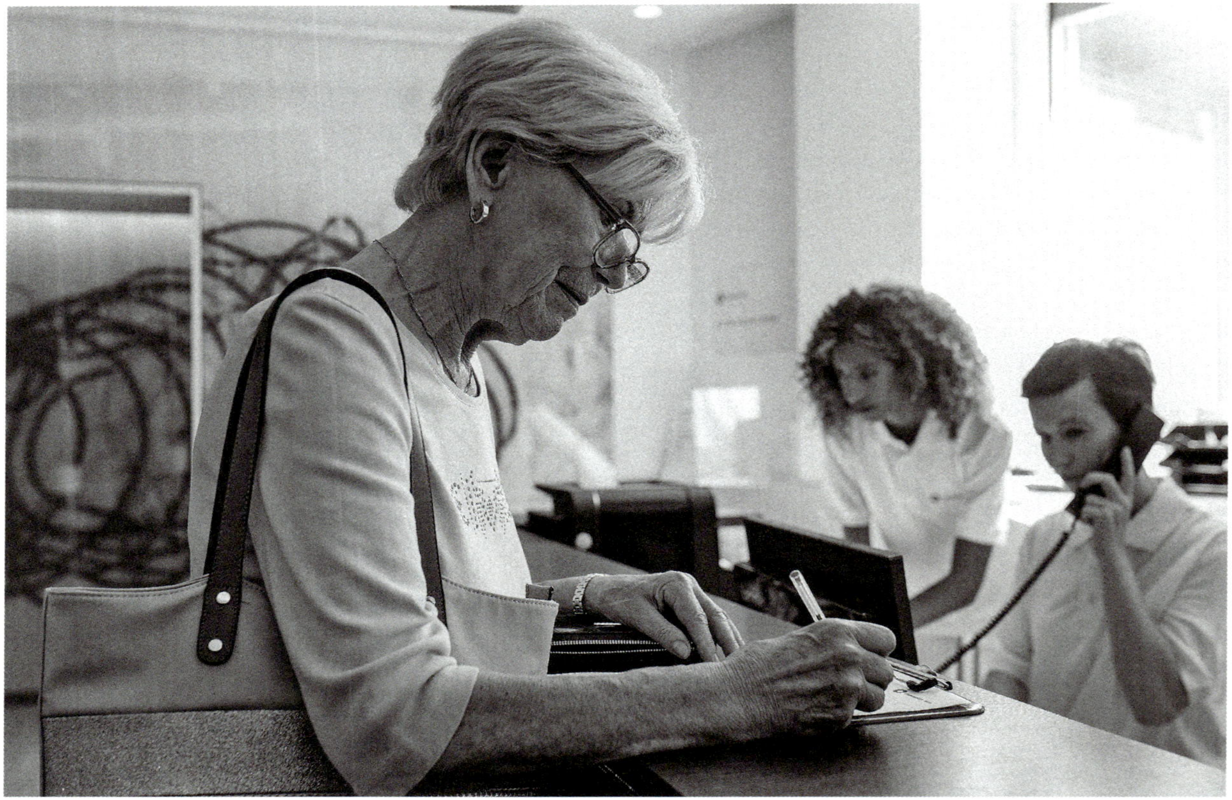

Abbildung 3-2: Decisional Conflict Scale (DCS) nach O'Connor; Bild: Getty Images

Die Decisional Conflict Scale (DCS) (auch Entscheidungskonfliktskala) wurde von O'Connor erstmals im Jahr 1993 publiziert (Update 2010). Dabei handelt es sich um ein Erhebungsinstrument in Form eines standardisierten Fragebogens mit entsprechendem Benutzerhandbuch zur Objektivierung und Operationalisierung von Entscheidungen. Es werden verschiedene Alternativen eingeschlossen und systematisch Unsicherheiten erfasst, welche der Alternativen die richtige bzw. optimale in der individuellen Situation ist.

Die Skala berücksichtigt, dass durch unterschiedliche kognitive, affektive und soziale Faktoren die wahrgenommene Unsicherheit verstärkt werden kann. Untersuchungen belegen, dass die Unsicherheit regelmäßig dann größer ist, wenn der Patient sich nicht ausreichend über die Alternativen, den Nutzen und die Risiken informiert fühlt und/oder sich selbst noch unklar darüber ist, was ihm am bedeutsamsten ist und ob er sich unter Druck gesetzt fühlt.

Das Prinzip ist, dass zur Objektivierung mit der Entscheidungskonfliktskala drei Dimensionen der persönlichen Wahrnehmung erfasst werden:

1. Die Unsicherheit bei der Auswahl von Optionen.
2. Die sich verändernden Bedingungen und deren Dynamik, die zur Unsicherheit beitragen, wie z. B. das Gefühl, nicht oder nicht ausreichend informiert zu sein, Unklarheit über persönliche Ziele und fehlende oder nicht ausreichende Unterstützung bei der Entscheidungsfindung.
3. Die Wirksamkeit bzw. der Effekt, die an den Eindruck geknüpft sind, dass die Auswahl informiert/wertebasiert getroffen wurde, mit großer Wahrscheinlichkeit umsetzbar ist und mit einem Gefühl von Zufriedenheit mit der Entscheidung einhergeht.

Text: C. Winkelmann

Fallbesprechung, Fallkonferenz

	Schritt	Ziele
Fakten, Verhalten, Wahrnehmungen werden vorgestellt.	1 Fallpräsentation (10 Minuten)	Alle Beteiligten sind Umfassend zum Anlass/ Fall informiert.
Verständnisfragen werden eingeholt und beantwortet.	2 Verständnis- und Klärungsfragen (5 Minuten)	Verständnisfragen wurden geklärt.
Die direkt mit dem Patienten Arbeitenden (ggf. auch externe) äußern sich.	3 Kommentierung (10 Minuten)	Wesentliche Eindrücke, Erfahrungen und Informationen wurden erfasst.
Patienten-/ Angehörigen-Sicht wird eingenommen (auch Kopfstandmethode, Rollenspiel).	4 Perspektivwechsel (10 bis 15 Minuten)	Andere Perspektive wurde bewusst erlebt.
Lösungen werden vorgeschlagen und Auswahl abgestimmt.	5 Lösungsoptionen/ Empfehlungen (10 Minuten)	Best Practice wurde ausgewählt.
Ergebnisse werden gesichert.	6 Dokumentation des Ergebnisses (inkl. Maßnahmenplan) (während Sitzung)	Ergebnisprotokoll liegt vor.

Abbildung 3-3: Fallbesprechung, Fallkonferenz

Für Fallbesprechungen, auch Fallkonferenzen, kommen die verschiedenen Berufsangehörigen oder Disziplinen der Einrichtung bzw. des Behandlungspfades zusammen. Anders als bei turnusmäßigen Teambesprechungen (Winkelmann & Rogalski, 2021; Interdisziplinäre Teambesprechung, S. 122) finden diese anlassbezogen statt. Solche Anlässe können bspw. herausforderndes Verhalten der Patient:innen, Beschwerden von Patient:innen und Angehörigen oder die Risikosituation und Besonderheiten („der besondere Fall") sein (siehe Interdisziplinäre Schmerzkonferenz, S. 114).

Fallbesprechungen dienen übergeordnet zur
- Unterstützung der Kommunikation und Zusammenarbeit,
- Steigerung der Motivation und Arbeitszufriedenheit,
- Information und Wissensvermittlung.

  Bezogen auf den Patienten dienen sie dazu,
- die individuellen, bio-psycho-sozialen Bedingungen und Bedürfnisse vollständig zu erfassen,
- das Therapieziel und den Behandlungsplan tiefgründig zu reflektieren und ggf. zu modifizieren,
- einen gleichen Informationsstand aller Beteiligten zu erarbeiten.

Fallbesprechungen werden moderiert (z. B. fachliche Leitung) und sind von allen vor- und nachzubereiten. Hierzu zählen Übergaben innerhalb der Berufsgruppen, die Dokumentation (z. B. Protokoll, Patientenakte), Organisation (rechtzeitige Einladung, Erfassung im Dienstablauf) und Kontrolle (Überprüfung der vereinbarten Ergebnisse).

Die Dauer ist von verschiedenen Faktoren abhängig und beträgt ungefähr 30 bis 90 Minuten.

Abbildung und Text: C. Winkelmann

Interdisziplinäre Schmerzkonferenz

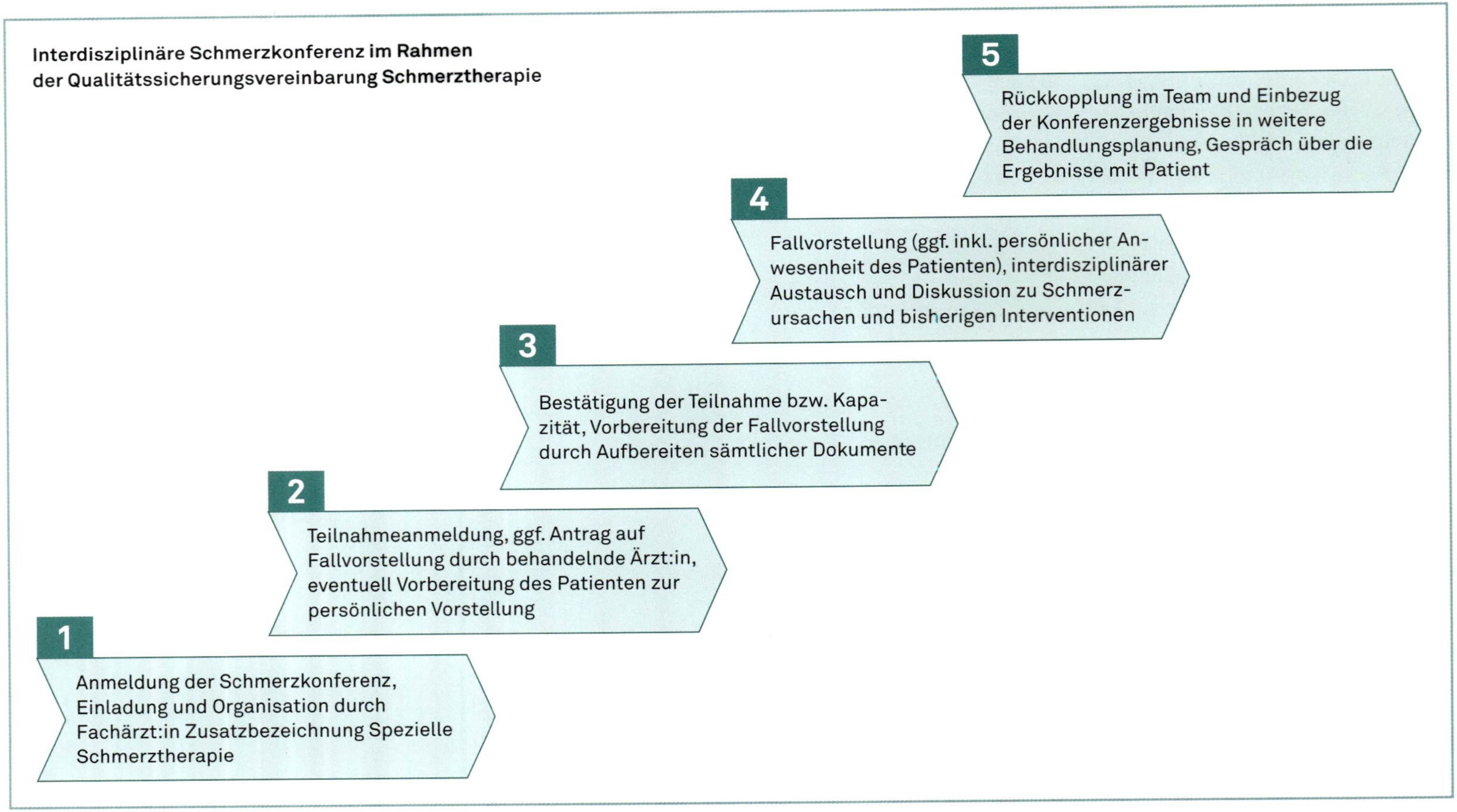

Abbildung 3-4: Interdisziplinäre Schmerzkonferenz

Interdisziplinäre Schmerzkonferenzen sind Teil des Qualitätsmanagements und vergleichbar mit der kollegialen Beratung. Es handelt sich dabei um turnusmäßige Treffen von Ärzt:innen verschiedener Disziplinen (Anästhesie, Physikalische und Rehabilitative Medizin, Orthopädie und Traumatologie) sowie weiteren Berufsgruppen wie Physiotherapeut:innen, Ergotherapeut:innen, Sozialarbeitende, Psychotherapeut:innen. Im Mittelpunkt dieser Konferenzen steht ein besonderer Fall bzw. mehrere. Die Fallvorstellung durch die fallverantwortliche Ärztin und die darauffolgende, kollegiale Beratung werden unter Moderation und relativ standardisiert durchgeführt.

Je nach Fall, d.h. den vorliegenden Akten inkl. Bildern, ist es auch möglich, dass der Patient bzw. Klient zur Fallvorstellung persönlich anwesend ist. Ziel dieser speziellen Konferenz ist es, sich über den Behandlungsverlauf auszutauschen und mögliche Schmerzursachen aus unterschiedlicher, disziplinärer Perspektive zu diskutieren. Das Ergebnis fließt in das weitere Vorgehen ein und wird daher auch dem Patienten bekanntgegeben.

In Deutschland informiert die Kassenärztliche Vereinigung über die Standorte, verantwortliche Ärzt:innen und Termine.

Abbildung und Text: C. Winkelmann

Partizipative Entscheidungsfindung (PEF), Shared Decision Making (SDM)

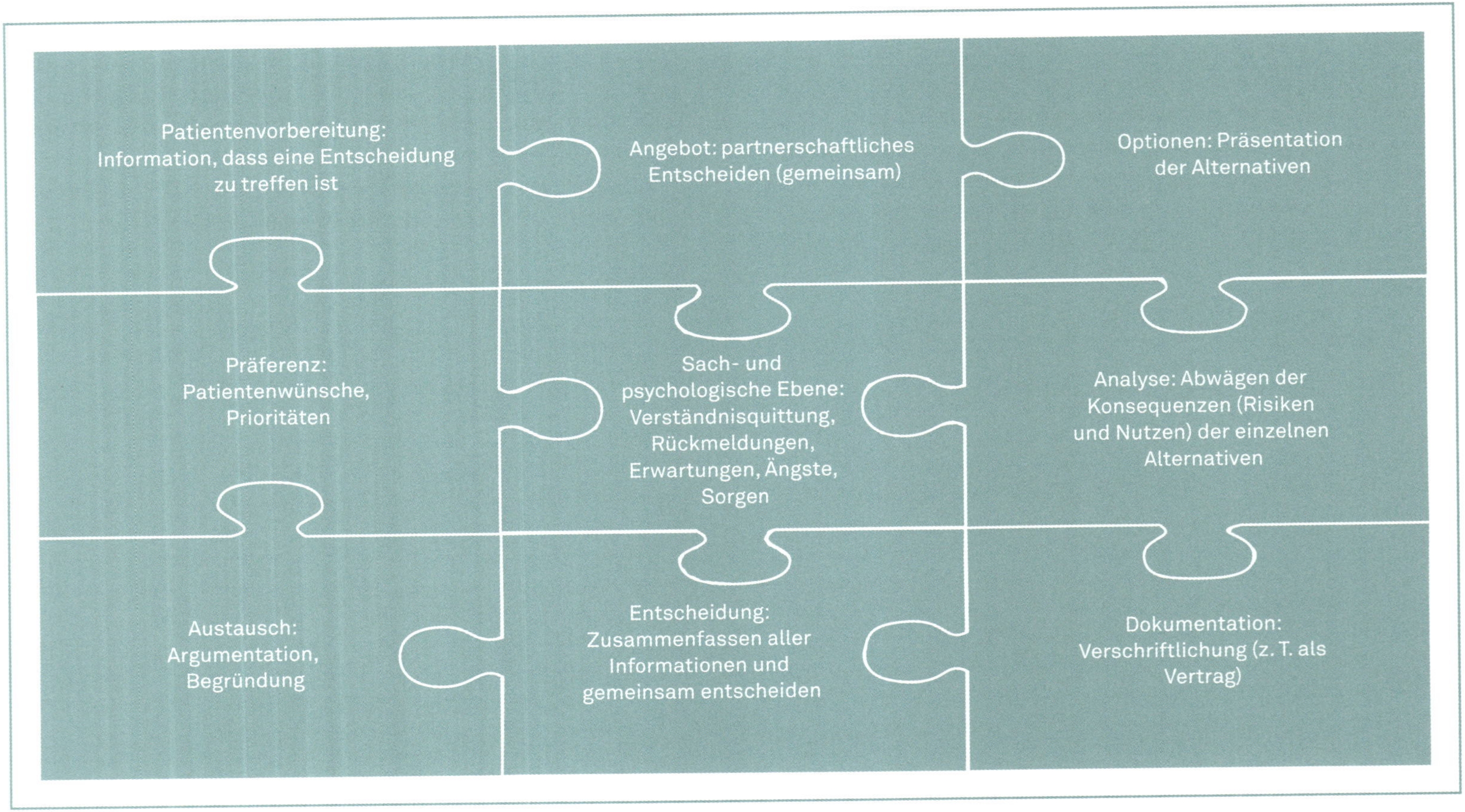

Abbildung 3-5: Partizipative Entscheidungsfindung (PEF), Shared Decision Making (SDM)

Bei der partizipativen Entscheidungsfindung (PEF) handelt es sich um die Interaktion zwischen der behandelnden Fachkraft (i.d.R. ärztlicher Dienst, aber auch andere Berufsangehörige) und dem Patienten (ggf. den Angehörigen) mit dem Ziel, eine stabile, nachvollziehbare, gemeinsame Entscheidung über das Ziel und über die durchzuführenden, diagnostischen und therapeutischen Interventionen zu treffen. Diese Entscheidung wird in ihren Konsequenzen von beiden Seiten verantwortet. Hintergrund dieser Vorgehensweise sind ethische Prinzipien wie Autonomie und Fürsorge, die Entwicklung von Gesundheitskompetenz bei den Patient:innen, Kommunikation „auf Augenhöhe", Abbau der Informationsasymmetrie, Stärkung der Selbstwirksamkeit, Wahrnehmung der Patienten-Rolle als proaktiv Mitwirkende:r statt Betroffene:r.

Das Prinzip der PEF ist ein kontinuierlicher Prozess, der z.B. zwischen Ärztin und Patient sowie unter anlassbezogenem Hinzuziehen des Ergotherapeuten abläuft.

Für diese Patientenedukation (S. 168) bildet das Gespräch die Grundlage (Winkelmann & Helmer-Denzel, 2022), die bspw. um Informations- und Anschauungsmaterial sowie Schulungsangebote und Vorträge ergänzt wird. Wesentliche Voraussetzungen sind, dass

- der Prozess bezogen auf die fachlich-inhaltliche und zeitliche Dimension den Bedürfnissen und Kompetenzen des Patienten entspricht und ggf. zu modifizieren ist (z.B. Patientensprache, Regiolekt, Bedenkzeit, Zweitmeinung, Entscheidungshilfe),
- eine Verständnisquittung in Bezug auf die übermittelten Informationen eingeholt wird,
- die Relevanz und Nutzbarkeit (auch Anwendbarkeit, Praktikabilität, Personenbezogenheit) der Informationen sichergestellt wird.

Abbildung und Text: C. Winkelmann

Preparation for Decision Making Scale (PDMS)

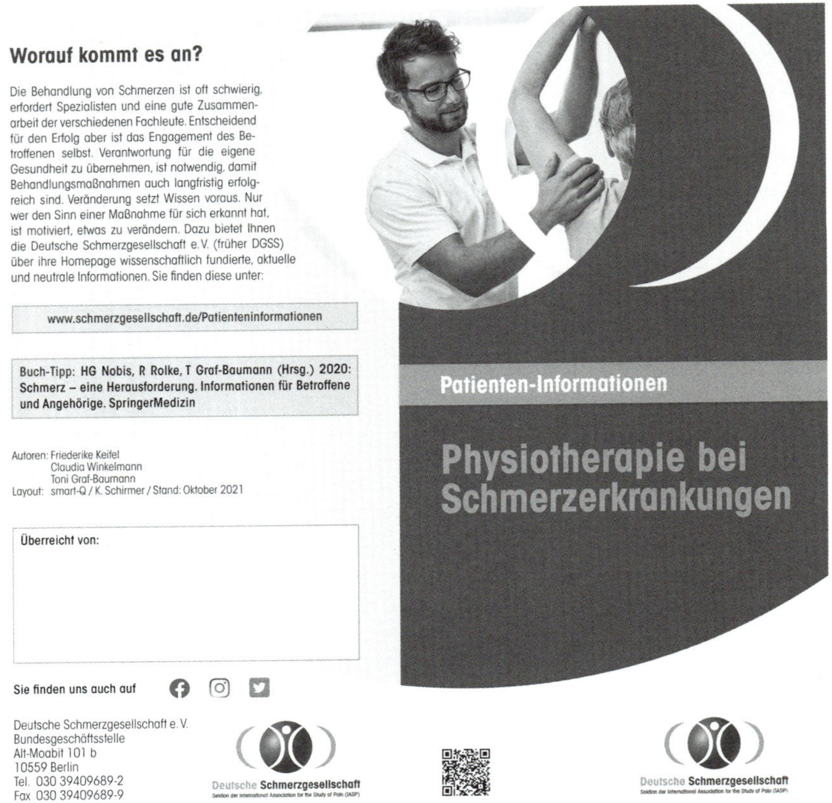

Worauf kommt es an?

Die Behandlung von Schmerzen ist oft schwierig, erfordert Spezialisten und eine gute Zusammenarbeit der verschiedenen Fachleute. Entscheidend für den Erfolg aber ist das Engagement des Betroffenen selbst. Verantwortung für die eigene Gesundheit zu übernehmen, ist notwendig, damit Behandlungsmaßnahmen auch langfristig erfolgreich sind. Veränderung setzt Wissen voraus. Nur wer den Sinn einer Maßnahme für sich erkannt hat, ist motiviert, etwas zu verändern. Dazu bietet Ihnen die Deutsche Schmerzgesellschaft e.V. (früher DGSS) über ihre Homepage wissenschaftlich fundierte, aktuelle und neutrale Informationen. Sie finden diese unter:

www.schmerzgesellschaft.de/Patienteninformationen

Buch-Tipp: HG Nobis, R Rolke, T Graf-Baumann (Hrsg.) 2020: Schmerz – eine Herausforderung. Informationen für Betroffene und Angehörige. SpringerMedizin

Autoren: Friederike Keifel
Claudia Winkelmann
Toni Graf-Baumann
Layout: smart-Q / K. Schirmer / Stand: Oktober 2021

Überreicht von:

Sie finden uns auch auf

Deutsche Schmerzgesellschaft e. V.
Bundesgeschäftsstelle
Alt-Moabit 101 b
10559 Berlin
Tel. 030 39409689-2
Fax 030 39409689-9

Deutsche Schmerzgesellschaft

Patienten-Informationen

Physiotherapie bei Schmerzerkrankungen

Deutsche Schmerzgesellschaft

Abbildung 3-6: Preparation for Decision Making Scale (PDMS); mit freundlicher Genehmigung von F. Keifel (Keifel et al., 2021)

Die Preparation for Decision Making Scale (PDMS) nach Graham & O'Connor wurde entwickelt, um zu erfassen, inwieweit das den Patienten zur Verfügung gestellte Material geeignet war, die Patienten bei der Informationsgewinnung und Entscheidungsfindung über die mögliche diagnostische und therapeutische Intervention zu unterstützen. Es geht um die Objektivierung des Patientengefühls, gut auf die Entscheidung vorbereitet zu sein.

Das Prinzip ist ein standardisierter, eindimensionaler Fragebogen zur subjektiv empfundenen Patientenwahrnehmung, der evaluiert, wie nützlich eine Entscheidungshilfe oder andere entscheidungsunterstützende Maßnahmen bzw. Angebote sind, um den Patienten auf das Gespräch (Erstgespräch, Aufnahmegespräch, Beratungsgespräch, Zweitmeinungsgespräch etc.) mit dem Behandler (also auch das Formulieren von Fragen) vorzubereiten.

Ziel ist schließlich die optimierte Aufbereitung der Materialien und die informierte, tragfähige Entscheidung.

Die beiden Dimensionen „Vorbereitung auf das Gespräch" und „Vorbereitung zur Entscheidung" sind im Befragungsinstrument nicht separat ausgewiesen. Die Auswertung der Skala basiert auf der Addition der Einzelwerte. Niedrige Werte sind ein Anzeiger dafür, dass die Vorbereitung aus Patientensicht insgesamt nicht ausreichend ist.

Text: C. Winkelmann

Selbsthilfe und Selbsthilfegruppen (SHG)

Selbsthilfekontaktstellen

… sind eigenständige, örtlich oder regional arbeitende professionelle Beratungseinrichtungen. Sie verfügen über hauptamtliches Personal, Räume und Ressourcen. Selbsthilfekontaktstellen erbringen Informations-, Beratungs- und Unterstützungsangebote für neu zu gründende und bestehende Selbsthilfegruppen. Jeder Landkreis und jede größere Stadt hat eine Selbsthilfekontaktstelle. Diese können über die Nationale Kontakt-und Informationsstelle (NAKOS) erfragt werden.

Selbsthilfeorganisationen

Von Selbsthilfeorganisationen spricht man, wenn sich mehrere regionale Selbsthilfegruppen zu landes- oder bundesweiten Vereinigungen zusammenschließen. Als „verfasste Selbsthilfe" nehmen sie mehr die Rolle als Repräsentanten von Patient:inneninteressen in Gremien, z. B. des Gesundheitswesens, ein. Dort bringen sie die Erfahrung von Betroffenen ein und liefern so einen Beitrag zur Qualitätssicherung. Selbsthilfeorganisationen sind meist gemeinnützige Vereine und erheben in der Regel Mitgliedsbeiträge.

Adressen können erfragt werden bei der NAKOS (Nationale Kontakt- und Informationsstelle zur Anregung und Unterstützung von Selbsthilfegruppen), E-Mail: selbsthilfe@nakos.de, Internet: www.nakos.de

Immer mehr verbreitet sich auch Selbsthilfe über das Internet. Hilfesuchende tauschen sich in Internetforen, Mailinglisten oder Chaträumen aus. Obwohl diese Form der Selbsthilfe schon seit mehr als einem Jahrzehnt praktiziert wird, ist teilweise strittig, ob sie als Selbsthilfe zu bezeichnen ist. Das schlägt sich zum Beispiel darin nieder, dass Selbsthilfe-Initiativen, die sich ausschließlich über das Internet gegenseitig unterstützen, bislang nicht von den Krankenkassen unterstützt werden können. Bisher wurde nicht genau erhoben, wie verbreitet Online-Selbsthilfe (oder auch virtuelle Selbsthilfe) in der deutschen Bevölkerung ist.

Online-Selbsthilfe

Abbildung 3-7: Selbsthilfe und Selbsthilfegruppen (SHG)

Eine Selbsthilfegruppe (SHG) ist eine selbst organisierte Gruppe, deren Mitglieder ein zentrales Thema, z. B. Schmerzerkrankung, Endometriose, Osteoporose, eint. Idealerweise ist die Gruppe unabhängig und vertritt nur die Interessen ihrer Mitglieder und wird nicht von Berufsangehörigen der Gesundheitsberufe geleitet. Aufgrund des hohen Stellenwertes der Selbsthilfe im Rahmen der Gesundheitsversorgung fördern die Krankenkassen und ihre Verbände gemäß § 20h SGBV Selbsthilfegruppen und -organisationen, die sich die gesundheitliche Prävention oder die Rehabilitation von Versicherten zum Ziel gesetzt haben sowie Selbsthilfekontaktstellen. Selbsthilfekontaktstellen müssen für eine Förderung ihrer gesundheitsbezogenen Arbeit themen-, bereichs- und indikationsgruppenübergreifend tätig sein.

Das Prinzip ist, dass sich Betroffene mit Peers treffen und Peer-to-Peer (P2P) austauschen, informieren und Hilfestellung geben. Das Gruppengefühl ist dabei entscheidend für die Motivation und das Empowerment, also geeignete Strategien und Maßnahmen, um den Grad an Autonomie und Selbstbestimmung zu erhöhen. Daher gibt es auch Selbsthilfegruppen, die von und für Angehörige gegründet wurden.

Auf der Website der Nationalen Kontakt- und Informationsstelle zur Anregung und Unterstützung von Selbsthilfegruppen (NAKOS) kann deutschlandweit nach einer passenden Selbsthilfeadresse gesucht werden.

Neben der gemeinschaftlichen Selbsthilfe in Form der SHG ist die individuelle Selbsthilfe, z. B. Medikamenteneinnahme, Hilfsmitteleinsatz ohne Inanspruchnahme eines Berufsangehörigen der Gesundheitsberufe.

Abbildung und Text: C. Winkelmann

Teambesprechung, interdisziplinäre Teambesprechung

Teambesprechung			
Einrichtung Patient:in			
Teilnehmende (Kürzel laut Kürzelliste und Diszipin)			
Inhalt	Woche 1 Datum	Woche 2 Datum	Woche 3 Datum
Probleme Hauptproblem markiert			
Therapieziel gesamt Therapieziel wochenbezogen			
Interventionsplan			
Ergebnis			
Weiteres			
Moderation (Name, Unterschrift)			
Dokumenten-Nr.	Erstellt		Freigegeben

Tabelle 3-1: Teambesprechung, interdisziplinäre Teambesprechung

Teambesprechungen können verschiedene Gegenstände haben. Typisch sind sie im Rahmen organisatorischer Aufgaben, z. B. Dienstplanung im Projektmanagement oder im laufenden Stationsbetrieb (Winkelmann & Rogalski, 2021).

Im Rahmen des Schmerzmanagements handelt es sich um einen turnusmäßigen (i. d. R. wöchentlich, um dem Aspekt der Aktualität zum Steuern des Behandlungsverlaufs zu entsprechen) Jour fixe aller Disziplinen, bei dem sich zu den spezifischen Bedarfen der Patient:innen der Einrichtung (Tagesklinik, S. 62; Klinik, S. 56) dezidiert ausgetauscht wird.

Diese auch in wissenschaftlichen Leitlinien und Kodiersystemen (DRG-System, IMMST, S. 150) geforderten, fachbezogenen Besprechungen sind Teil des Versorgungskonzeptes. Die Berufsangehörigen tauschen Ergebnisse aus, argumentieren aus jeweiliger, fachspezifischer Perspektive und können so der Komplexität (Schmerz, S. 48) besser entsprechen.

Idealerweise wird die Teambesprechung moderiert vom fallverantwortlichen ärztlichen Dienst. Darüber hinaus gibt es eine spezielle Dokumentation (Winkelmann & Rogalski, 2021) zur Vorbereitung aller und Strukturierung der Sitzung sowie zum Verschriftlichen der Ergebnisse (Behandlungsziel, -plan), der Informationen (z. B. Übergabe) und zur Nachweisführung (z. B. Prüfung durch den Medizinischen Dienst der Krankenkassen MDK).

Die Teambesprechung kann disziplinär erfolgen, wobei aufgrund unterschiedlicher Spezialisierungen (z. B. in einer physiotherapeutischen Praxiseinrichtung Spezielle Schmerztherapie, Manuelle Therapie, S. 160) ebenfalls von den verschiedenen Blickwinkeln profitiert wird. In aller Regel handelt es sich um sogenannte interdisziplinäre Teambesprechungen. Die Dauer hängt von verschiedenen Größen (z. B. Patienten-Anzahl, Routine, Diskussionsbedarf) ab.

Tabelle und Text: C. Winkelmann

4 Durchführung und Intervention

Nachdem die Auswertung der aus den verschiedenen disziplinären Perspektiven erhobenen Befunde abgeschlossen und das Therapieziel gemeinsam mit dem Patienten und im Team vereinbart wurde, ist es möglich, geeignete Therapiemaßnahmen auszuwählen und durchzuführen (Abbildung 4-0). Der Begriff „geeignet" meint hier, dass es sich um Maßnahmen handeln soll, die am besten zur Therapiezielerreichung beitragen.

Damit verbunden sind Kenntnisse von den Wirkmechanismen, zur Evidenzlage, zu individuellen Erfahrungen und Reaktionen der Patient:innen. Hier wiederum spielen die bio-psycho-sozialen Befindlichkeiten eine Rolle und es verdeutlicht die Komplexität.

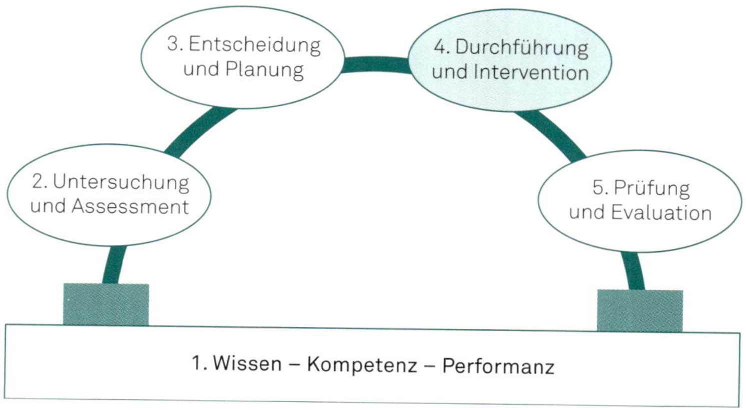

Abbildung 4-0: Durchführung und Intervention im Gesundheitsversorgungsprozess.

In der Schmerztherapie sollte sich daher an den zugrundeliegenden Mechanismen, nicht selten sind es mehrere unterschiedliche, orientiert und die verschiedenen Schmerzcharakteristika berücksichtigt werden:

- akuter vs. chronischer Schmerz,
- Schmerzstärke,
- Schmerzart (Rezeptor- oder Nervenschmerz bzw. gemischter Schmerz).

Es gibt demnach nicht die eine Therapie oder das eine Vorgehen. In den letzten Jahren können allerdings Trends in der Versorgung von schmerzerkrankten Patient:innen beobachtet werden. Ein Grundsatz ist das interdisziplinäre Zusammenarbeiten, um der Komplexität entsprechen zu können. Ein weiterer Trend ist die Einbindung der Patient:innen und die Stärkung ihrer Gesundheits- und Selbstkompetenz in Bezug auf ihre Schmerzerkrankung (Patientenedukation, S. 168). Zudem zeichnet sich eine Abkehr von sogenannten Hands-on-Techniken ab und es gilt, aktive Maßnahmen (z. B. Medizinische Trainingstherapie, S. 164) vor passiven Maßnahmen (z. B. Segmentmassage, S. 134) einzusetzen. Nicht zuletzt wird das erstmalige Aufführen der Schmerzerkrankung in internationalen Klassifikationssystemen von Diagnosen (ICD-11) Auswirkungen auf therapeutische Zugänge haben.

Jede Verknappung von Informationen und Vereinfachung von Komplexität unterliegt einer gewissen Fehlerhaftigkeit, mindestens im Verständnis, in der Deutung und Interpretation. Solche Missverständnisse, die sich mit mehr oder weniger großer Dynamik verselbstständigen, drücken sich bspw. in der Abkehr von passiven

Maßnahmen aus. Hintergrund hierfür sind auch finanzielle, abrechnungstechnische Aspekte und Leistungskataloge der gesetzlichen Krankenversicherungen in Deutschland (z.B. Heilmittel-Richtlinien) oder Lehr-Lern-Inhalte in der Aus-, Fort- und Weiterbildung. Aktive Maßnahmen (z.B. Training der Aktivitäten des täglichen Lebens (S. 180), Gangschulung und Medizinische Trainingstherapie (S. 164)) sind ein wesentlicher Baustein im Schmerzmanagement. Sie unterstützen die Teilhabe der Patient:innen im Familienleben, Berufsleben und in Freizeitaktivitäten. Für ihre Realisierung aber sind Bedingungen (z.B. Gewebetonus, Vertrauen, Sicherheit) notwendig, die mittels ausgewählter, passiver Maßnahmen vorbereitet und geschaffen werden können. Die Komplexität der Schmerzerkrankung des individuellen Patienten verlangt die sinnvolle Kombination aller verfügbaren therapeutischen Interventionen. Zu diesen Interventionen zählt im Schmerzmanagement zwingend auch die Patient:innenedukation (S. 168).

Wesentlicher als das „Was (die im Kapitel vorgestellten Maßnahmen basieren auf dem jeweiligen Wirkmechanismus bzw. Reiz-Reaktions-Prinzip und haben ihre Berechtigung im personalisierten Schmerzmanagement) scheint das „Wo“. „Wo“ meint sowohl die korrekte Auswahl der Region, in der direkt therapiert wird (Manuelle Therapie (S. 160), Hyperalgesiezone (S. 34), Blutegel-Therapie (S. 146) als auch die Entscheidung für den indirekten Ansatz (PNF (S. 168), Edukation (S. 172), Kommunikative Bewegungstherapie (S. 156), DiGA (S. 136)), bei dem entfernt vom Schmerzort ein therapeutischer Zugang gewählt wird. Die geforderte Ganzheitlichkeit im Schmerzmanagement wird erst durch die Kombination der Maßnahmen und deren korrekte Anwendung erreicht. Das impliziert, dass diese Phase in den gesamten Schmerzmanagement-Prozess eingebettet sein muss (IMMST, S. 150).

Abbildung und Text: C. Winkelmann

4.1 Übersicht der Maßnahmen

Aktive Entspannungstherapie, Progressive Muskelrelaxation (PMR)

Beispiel von drei aufeinander aufbauenden Übungsprogrammen zur muskulären Entspannung

Online stehen Patient:innen verschiedene mp3-Versionen und detaillierte Anleitungen zum Download zur Verfügung.

Programm 1

Langprogramm

Einsteigende beginnen mit dem Langprogramm, bei dem die großen Muskelgruppen nacheinander selektiv angespannt und entspannt werden.

Dieses Programm dauert ungefähr 45 Minuten.

Jede der 20 aufeinanderfolgenden Übungen zielt auf eine einzelne Muskelgruppe und wird dreimal hintereinander durchgeführt.

Einstimmung,
1. Rechte Hand, rechter Unterarm,
2. Rechter Oberarm,
3. Linke Hand, linker Unterarm,
4. Linker Oberarm,
5. Stirn,
6. Augen,
7. Nase,
8. Mund,
9. Kiefer,
10. Hals und Nacken,
11. Schultern,
12. Rücken,
13. Bauch,
14. Gesäß,
15. Rechter Oberschenkel,
16. Rechter Unterschenkel,
17. Rechter Fuß,
18. Linker Oberschenkel,
19. Linker Unterschenkel,
20. Linker Fuß,

Abschluss und Zurückholen.

Programm 2

Das zweite Programm ist wesentlich kurzer als das erste. Es besteht aus sieben Übungen, in denen jeweils mehrere Muskelgruppen gemeinsam aktiviert werden.

Dieses Programm dauert ungefähr 13 Minuten.

Einstimmung,
1. Rechter Arm,
2. Linker Arm,
3. Gesicht,
4. Hals und Nacken,
5. Oberkörper,
6. Rechtes Bein,
7. Linkes Bein,

Abschluss und Zurückholen.

Programm 3

Wenn das zweite Programm beherrscht wird, kann das dritte Programm durchgeführt werden.

Dieses besteht aus vier Übungen mit einem Zeitbedarf von insgesamt 10 Minuten.

Einstimmung,
1. Arme und Hände,
2. Gesicht und Schultern,
3. Oberkörper,
4. Beine und Füße,

Abschluss und Zurückholen.

Abbildung 4-1: Aktive Entspannungstherapie, Progressive Muskelrelaxation (PMR)

Die Progressive Muskelrelaxation (PMR) nach Jacobson zählt zu den aktiven Entspannungsverfahren, mit dem eine allgemeine Entspannungsreaktion durch Anspannung und direkt anschließender Entspannung verschiedener Muskelgruppen verbunden ist.

Das Prinzip ist, dass die Patient:innen nach einem standardisierten Vorgehen den Unterschied von An- und Entspannung bewusst wahrnehmen, wobei die Entspannung einer Extremität z.B. als warm, breit, schwer empfunden wird. Um die wechselnde An- und Entspannung zu verankern, werden Signalwörter verwendet, z.B. „jetzt“, „lösen“.

Der Behandlungsaufbau besteht grundsätzlich aus drei Phasen:

1. Die Aufmerksamkeitsphase: Die Aufmerksamkeit wird auf die betreffende Körperregion/Extremität gelenkt. Dies kann passiv oder aktiv (z.B. Bewegen der Hand) erfolgen.
2. Die Anspannungsphase: Die Muskelanspannung fördert die Wahrnehmung und wie sich diese Muskeln im angespannten Zustand anfühlen. Dabei geht es nicht um die Maximalkraft, sondern vor allem um den Unterschied zur Entspannung.
3. Die Entspannungsphase: Nach der Anspannungsphase erfolgt die angeleitete Entspannung, die bis zu fünfmal länger als die Anspannungsphase dauert.

Die Übungen werden wiederholt.
PMR ist in der Einzel- oder Gruppentherapie und nach Anleitung auch selbstständig durchführbar. Es muss keine bestimmte Ausgangsstellung eingenommen werden. Somit ist die PMR durchaus auch in den Berufsalltag integrierbar. Es steht eine Vielzahl digitaler Angebote zur Verfügung (DiGA, S. 136; Edukation, S. 168).

Abbildung und Text: C. Winkelmann

Betriebliches Gesundheitsmanagement (BGM)

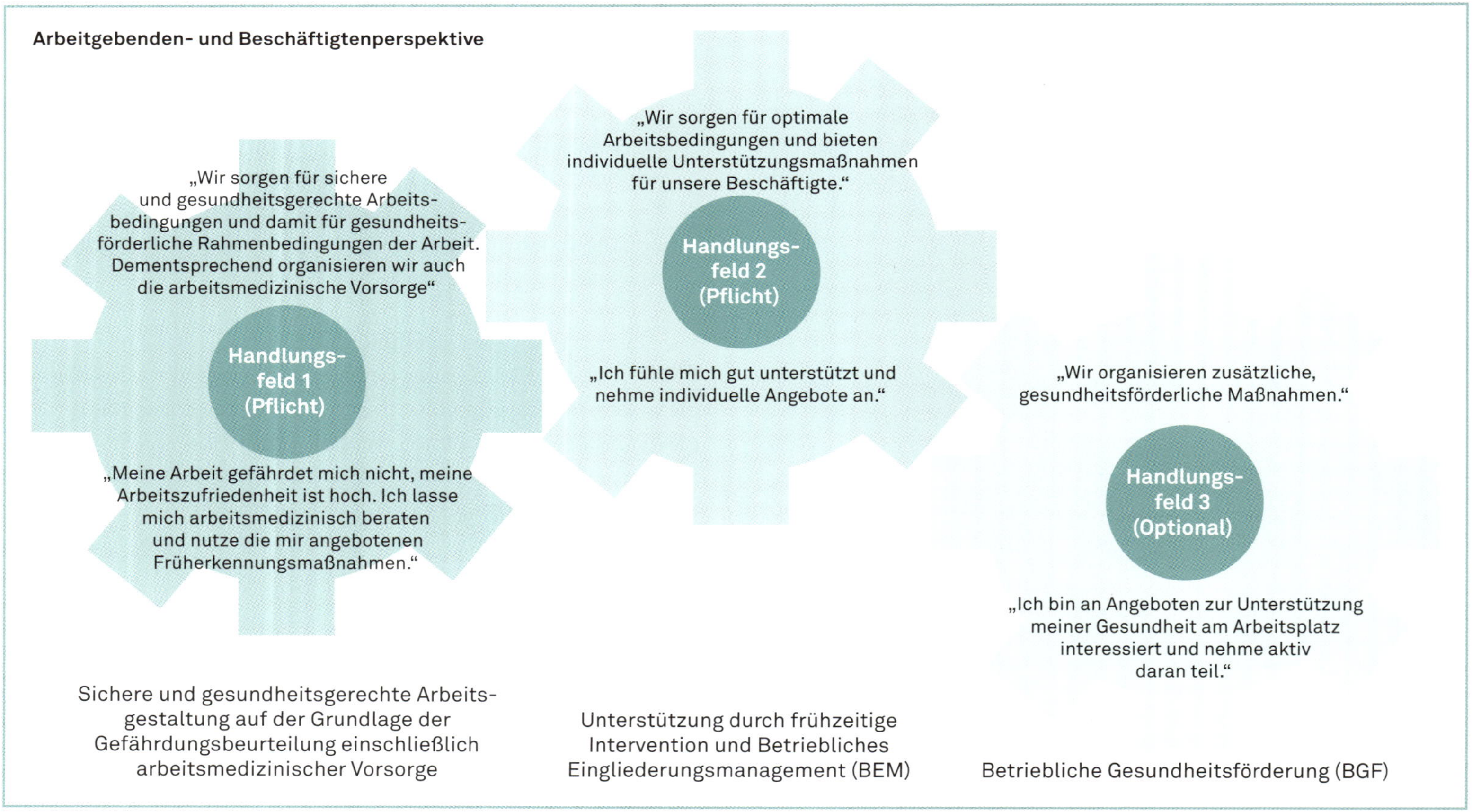

Abbildung 4-2: Betriebliches Gesundheitsmanagement (BGM)

Im Rahmen von Gesundheitsförderung und Prävention ist das Betriebliche Gesundheitsmanagement (BGM) etabliert. Es beinhaltet systematische, nachhaltige Maßnahmen der Organisations- und Prozesssteuerung, die auf das Verhalten aller Beschäftigten ausgerichtet sind (Verhaltensprävention), auf ihre Arbeitsbedingungen (Verhältnisprävention) sowie die Unternehmenskultur (Systemperspektive).

Prinzip ist es, die bio-psycho-soziale Gesundheit der Beschäftigten (gleichermaßen Fach- und Führungskräfte) zu erhalten und zu fördern.

„Corporate culture", die durch gemeinsam gelebte Einstellungen, Werte und Normen aller entsteht, ist der Rahmen. Damit verbunden sind die Verhaltens- und Verhältnisprävention. Eine Kultur fehlender Wertschätzung und Ausgrenzung Einzelner oder von Gruppen führt zu hoher psychischer Belastung und Demotivation, die ggf. ihren Ausdruck in einer Schmerzerkrankung (Häufung von Rückenerkrankungen, psychischen Erkrankungen) haben. Entspannungskurse sind daher zu kombinieren mit Veränderungen der Kommunikation, Teambuilding und den Arbeitsbedingungen (z.B. Dienstzeiten, -ort).

Der Arbeitgeber ist einerseits zu gewissen Maßnahmen verpflichtet (zum Arbeitsschutz, ergonomische Büromöbel oder Klinik- und Praxisausstattung, zum Betrieblichen Eingliederungsmanagement (BEM) nach Langzeiterkrankung) und kann andererseits den Beschäftigten fakultative Maßnahmen der betrieblichen Gesundheitsförderung (als spezielle Gesundheitskurse, z.B. muskuloskelettales System, Ernährung, Edukation) innerhalb des BGM anbieten. Für letzteren Bereich können Physio-, Sport- oder Ergotherapeut:innen Unternehmen beraten und Kurse anbieten oder Arbeitsplatzbesichtigungen gemeinsam mit dem betriebsärztlichen Dienst durchführen.

Abbildung und Text: C. Winkelmann

Bindegewebsmassage nach Dicke, Subkutane Reflextherapie, Manuelle Reiztherapie, Segmentmassage

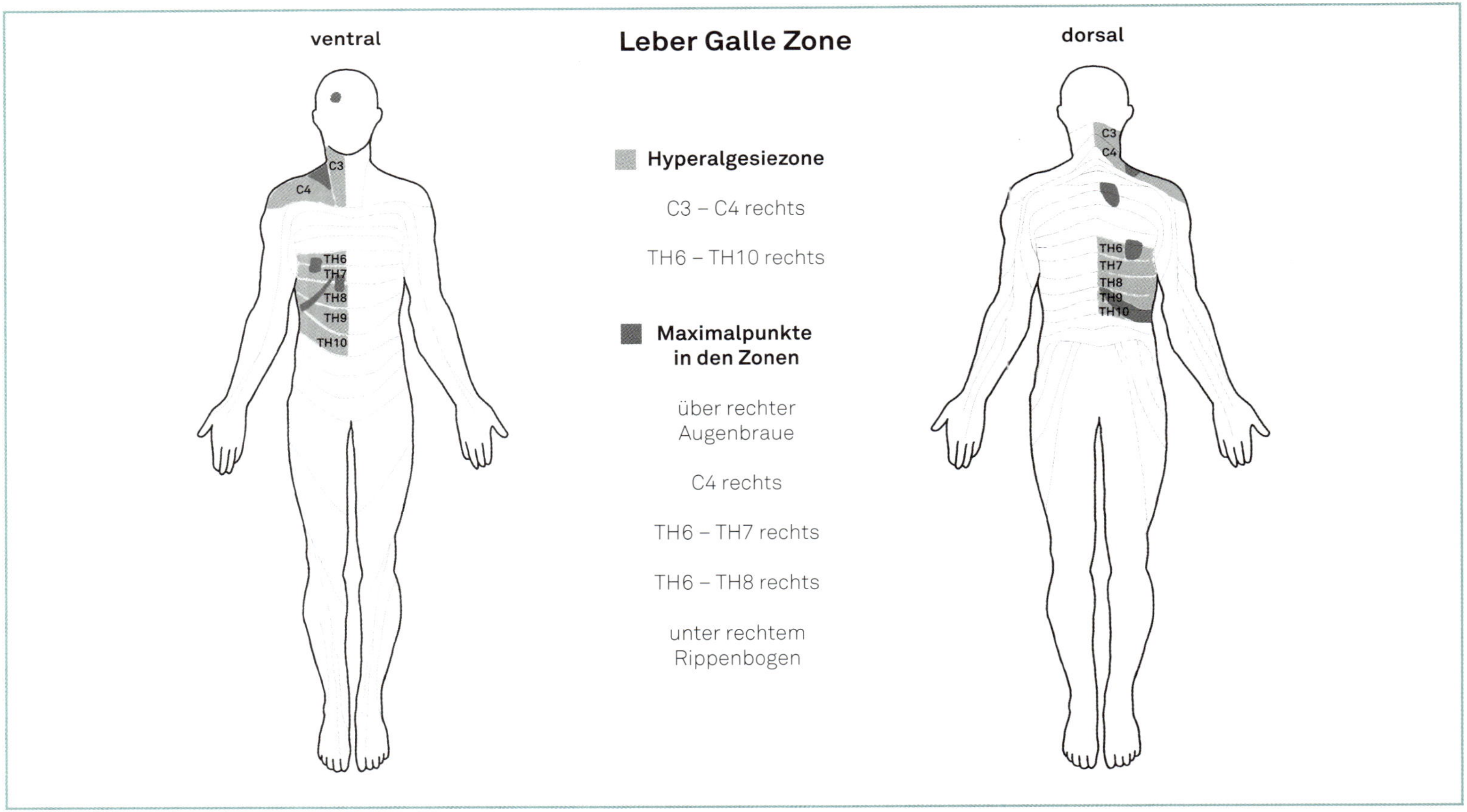

Abbildung 4-3: Bindegewebsmassage nach Dicke, Subkutane Reflextherapie, Manuelle Reiztherapie, Segmentmassage; A. Görgner

Die Bindegewebsmassage nach Dicke (auch Subkutane Reflextherapie, BiGeMa) ist eine spezielle Hands-on-Technik, die im Zusammenhang mit den Head'schen Zonen (S. 34) angewendet wird. Die Segmentmassage ist eine Sonderform. Das Prinzip wird in der Unterwasserdruckstrahlmassage angewendet, wobei hier ein zusätzlicher thermischer Reiz appliziert wird. Diese Form wird heutzutage nur noch in Spezialeinrichtungen (Reha, S. 58) angeboten.

Das Wirkprinzip sind mechanische Reize, die in den Bindegewebszonen nach standardisiertem Schema und mit standardisierter Grifftechnik appliziert werden. Bindegewebszonen sind Kopfzonen, Herzzone, Bronchialzone, Armzone, Magenzone, Leberzone, Nierenzone, Darmzone, Genitalzone, Blasenzone sowie Venen-Lymphzone. Über den kuti-viszeralen und kuti-kutanen Reflexbogen wird auf die im Segment befindlichen Gewebe und Organe (z.B. Bindegewebe, Gefäße, Innere Organe, Muskulatur) regulierend eingewirkt.

Die spezielle Grifftechnik (Druck- und Zugreize) als Haut-, Unterhaut- und Faszientechnik löst in der Regel ein schneidendes Schmerzempfinden beim Patienten aus. Darüber hinaus kommt es zur Rötung und Quaddelbildung in der Region. Bei dieser speziellen Applikationsform werden keine Zusätze verwendet, wie etwa Öl.

Untersuchungen zeigen, dass insbesondere bei Patient:innen mit Fibromyalgie die Bindegewebsmassage der Klassischen Massagetherapie bezogen auf die anhaltende Reduzierung von Schmerzen unterlegen ist. Als Grund wird der mit der Technik selbst verbundene Schmerz als eine Art „nochmalige Verletzung" diskutiert.

Text: C. Winkelmann und A. Görgner

Digitale Gesundheitsanwendungen, DiGA

sinCephalea – Migräneprophylaxe

Vorläufig aufgenommen | PerfoodGmbH, Deutschland

Plattformen
Apple App Store
Google Play Store

Anzuwenden bei
G43.0
Migräne ohne Aura [Gewöhnliche Migräne]
G43.1
Migräne mit Aura [Klassische Migräne]

Eigenschaften
Keine Mehrkosten
Keine Zusatzgeräte
Verfügbare Sprachen: Deutsch

companion patella
powered by medi – proved by
Dt. Kniegesellschaft

Vorläufig aufgenommen |
PrehApp GmbH, Deutschland

Plattformen
Webanwendung

Anzuwenden u. a. bei
M22.2
Krankheiten im Patellofemoralbereich
M22.4
Chondromalacia patellae
M76.5
Tendinitis der Patellarsehne

Eigenschaften
Keine Mehrkosten
Keine Zusatzgeräte
Verfügbare Sprachen: Deutsch

HelloBetter ratiopharm chronischer Schmerz

Vorläufig aufgenommen | GET.ON Institut für Online Gesundheitstrainings GmbH, Deutschland

Plattformen
Webanwendung

Anzuwenden u. a. bei
F45.40
Anhaltende somatoforme Schmerzstörung
F45.41
Chronische Schmerzstörung mit somatischen und psychischen Faktoren
M54
Rückenschmerzen

Eigenschaften
Keine Mehrkosten
Keine Zusatzgeräte
Verfügbare Sprachen: Deutsch

**Auswahl aus digitalen Gesundheitsanwendungen (DiGA), die vom BfArM gemäß § 139e SGB V bewertet wurden.
Das DiGA-Verzeichnis ist unter https://diga.bfarm.de/de abrufbar.**

Abbildung 4-4: Digitale Gesundheitsanwendungen, DiGA.

Digitale Gesundheitsanwendungen (kurz DiGA) wurden mit dem Digitale-Versorgung-Gesetz (DVG) eingeführt. Es regelt den Anspruch der Versicherten in der gesetzlichen Krankenversicherung auf Versorgung mit DiGA. Dieser Leistungsanspruch besteht u.a. auch für Hilfsmittel (ADL, S. 180) im Rahmen der Gesundheitsversorgung (z.B. Unterarmgehstützen, Orthesen). Im Zentrum steht hier allerdings die digitale Technologie.

Klassische DiGA sind Gesundheits-Apps (z.B. Schmerz-App). Dabei handelt es sich um digitale Medizinprodukte, die bei der Diagnosestellung unterstützen (Erkrankungen erkennen oder lindern). Das Risiko der Anwendung soll für die Patient:innen gering sein. Sie sollen stärker einbezogen werden können und die Versorgung soll alltagstauglicher werden.

Eine DiGA wird entweder allein vom Patienten oder von Behandler und Patient gemeinsam genutzt. Dabei kann die DiGA mit anderen Geräten, wie z.B. Puls- und Blutdruckmessgerät, Handkraft-Messgerät, Fragebogen kombiniert sein.

Es werden nur diejenigen DiGA bewilligt und abrechnungsfähig, die zuvor ein Überprüfungs- und Bewertungsverfahren bestanden haben.

Anwendungsfelder sind bspw. Physiotherapie, Psychotherapie, Diabetologie, Kardiologie. Mit dem Digitale-Versorgungs-und-Pflege-Modernisierungs-Gesetz (DVPMG) haben pflegebedürftige Personen, die in der eigenen Häuslichkeit leben, Anspruch auf Versorgung mit digitalen Pflegeanwendungen (DiPA). Es geht hier auch um die Kommunikation und Interaktion mit Dritten.

Abbildung und Text: C. Winkelmann

Elektrotherapie

Iontophorese

Iontophorese ist ursprünglich als Sonderform der Galvanisation (auch Medikamenten-Iontophorese oder Iontopherese) und auch als Impulsstrom (diphasé fixe, 100 Hz, DF) möglich.
Bei der Galvanisation (galvanischer Strom, Gleichstrom) wird prinzipiell das elektrische Feld mittels eines konstanten Gleichstroms erzeugt; das bedeutet eine Frequenz von 0 Hz. Es werden keine Aktionspotenziale ausgelöst. Patient:innen müssen daher stets instruiert werden, über unangenehme oder veränderte Empfindungen während der Therapie sofort zu informieren. Dabei kann es sich bspw. um Brennen, Schmerzen, Hitzegefühl unter den Elektroden handeln. Daraus ergibt sich auch, dass die Patient:innen während der Anwendung nicht allein gelassen werden können.
Das Prinzip ist, dass durch den Gleichstrom ionisierbare Medikamente (positiv oder negativ geladene Substanzen) in Salben- oder Gelform äußerlich über die Haut in tiefere Gewebeschichten des Körpers eingebracht werden. Die Eindringtiefe dieser nichtinvasiven Methode ist beschränkt auf hautnahe Strukturen. Bei längerer Anwendungszeit wird unter der Haut ein Depot des Medikaments angelegt, was zu einer nachhaltigen Wirkung führen kann.
Mit der Iontophorese werden der Wirkmechanismus der Galvanisation auf die Zellen und die pharmakologische Wirkung mit dem Vorteil, den Gastrointestinaltraktes zur Medikamentenaufnahme zu entlasten, sinnvoll verknüpft.
Zur Vorbereitung ist der Patient entsprechend zu platzieren. Zunächst wird die Haut gereinigt, um den Eintrag durch Schmutzpartikel oder andere Stoffe (z. B. Fett, Creme) nicht zu mindern.

Das Medikament (z. B. Diclofenac) wird auf die vorbereitete Haut aufgetragen. Die Menge ist abhängig vom Areal. Darüber wird eine Folienschicht appliziert. Diese spezielle Folie ist stromdurchlässig.

Auf dieser Folie wird die in einer feuchten Schwammtasche befindliche Elektrode gelegt und fixiert. Idealerweise wird auf der gegenüberliegenden Seite die zweite Elektrode angebracht, um die Querdurchflutung für den „Medikamententransport" zu nutzen.
Die Medikamente verfügen über jeweils unterschiedliche Ladungseigenschaften (Polung). Dabei gilt, dass das Medikament und die Elektrode, die gleiche Polung aufweisen müssen, während die gegenüberliegende Elektrode die entgegengesetzte Polung aufweist.
Wirkmechanismus ist, dass sich die gleich gepolten Partikel im elektrischen Feld abstoßen. Aufgrunddessen werden die Ionen angeregt, über die Poren der Haut (Schweißdrüsen-, Talgdrüsenausführungsgänge, Haarfollikel) sowie transzellulär und interzellulär in tiefer gelegene Gewebeschichten zu wandern. Als Faustregel gilt

- anionenhaltige Medikamente sind unterhalb der Kathode und
- kationenhaltige Medikamente sind unterhalb der Anode aufzutragen.

Anwendungsbeispiele	
Diclofenac mit negativer Ladung	→ Applikation unter der Kathode
Novocain mit positiver Ladung	→ Applikation unter der Anode

Kasten 4-1: Elektrotherapie

Unter der Elektrotherapie werden verschiedene Stromformen zusammengefasst, um bspw. gezielt die Stoffwechselprozesse im Gewebe zu fördern, Nervenfasern zu reizen, Gewebeschwellungen abzubauen oder Muskulatur zu aktivieren.

Das vordergründige Wirkprinzip sind elektrische Reize, die abhängig von der Stromdichte zu einer Reaktion führen. Die Dosierung erfolgt nach der individuellen Verträglichkeit des Patienten und muss kontinuierlich beobachtet und angepasst werden. In der Regel werden Elektroden direkt auf der Haut appliziert (ähnlich einem Pflaster). Zudem ist es möglich, Wasser als Leitmedium zu nutzen (z.B. bei Stangerbad, Vier- und Zweizellenbad). Elektrotherapie zählt zu den passiven Verfahren und wird daher ergänzend angewendet, z.B. mit Medizinischer Trainingstherapie (S. 164).

Zur Reizstromtherapie zählen u.a. die Ultrareizstrom-Therapie nach Träbert (auch Reizstrommassage) mit abschwellender Wirkung und die Elektrogymnastik nach Nervenschädigung. Mit dem TENS-Verfahren (Transkutane elektrische Nervenstimulation) sollen Nervenzellen im Rückenmark angeregt werden, sodass sie die körpereigene Schmerzhemmung beeinflussen und die Fortleitung des Schmerzes verhindern („Schmerztor schließen") (S 44). TENS wird insbesondere bei der Schmerzerkrankung angewendet und nach Anleitung vom Patienten zu Hause selbst durchgeführt. Dies gilt auch für die Elektromyostimulation (EMS). Nach ärztlicher Verordnung haben gesetzlich Krankenversicherte Anspruch auf diese Hilfsmittel (batteriebetriebene Kleingeräte). Mit der Iontophorese sollen Medikamente in den Körper gebracht werden. Das Stangerbad (hydroelektrisches Vollbad mit Galvanisation oder Wechselstrom) ist eine spezielle Wanne mit variabel anbringbaren Metallplatten als Elektroden. Der Stromfluss kann vom Therapeuten längsdurchflutend, aufsteigend, kopfwärts (anregend) oder absteigend, fußwärts (beruhigend, ausleitend) eingestellt. Auch das Querdurchströmen ist möglich. Das Vier- bzw. Zwei-Zellenbad (hydroelektrisches Teilbad) folgt dem gleichen Prinzip. Hier werden jedoch lediglich die Unterarme und/oder Unterschenkel in kleinere Wannen getaucht.

Elektrotherapie ist nicht empfohlen, wenn Metalle im Körper des Patienten vorhanden sind (zum Beispiel Totalendoprothese), bei akuten Entzündungen, Thrombose, offenen Wunden, Arteriosklerose, Herzrhythmusstörungen oder vorhandenem Herzschrittmacher, bösartigen Tumorerkrankungen, fieberhaften Krankheitsprozessen oder erhöhter Blutungsneigung.

Kasten und Text: C. Winkelmann

Ernährungstherapie

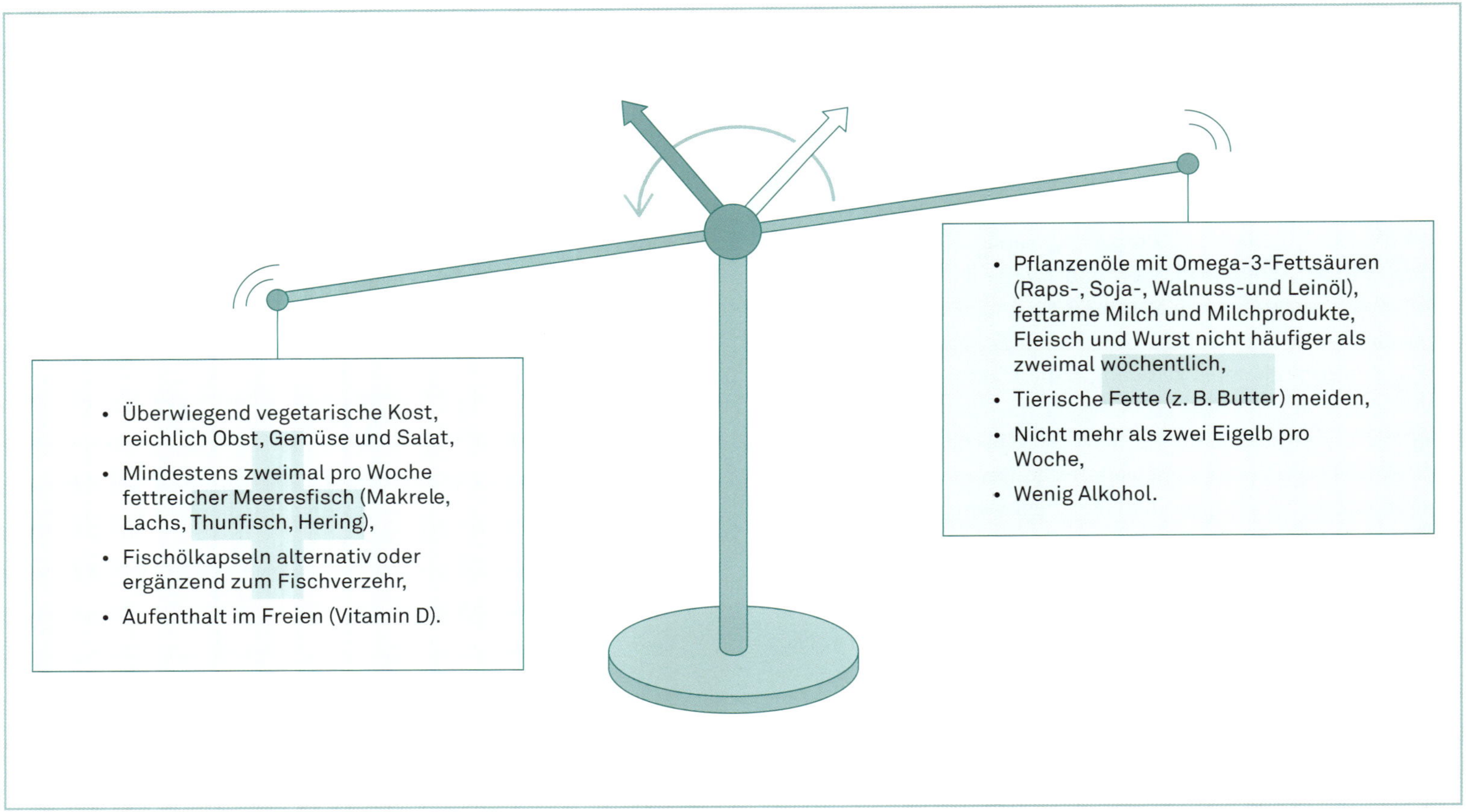

Abbildung 4-5: Ernährungstherapie

Die Ernährungstherapie ist Teil des ganzheitlichen Behandlungsansatzes, der auf Studien zur Wirkung von Nährstoffen auf Entzündungsprozesse beruht. Der Nutzen einer Ernährungsumstellung ist in Studien belegt.

Falsche Ernährung (Was, Wieviel, Wann, Wie, Wo) kann Auslöser sein, z.B. Gicht, oder Schmerzen hemmen, z.B. Fibromyalgie. Auch gilt die Verbindung zwischen Entzündungskrankheit und kardiovaskulären Ereignissen für Patient:innen mit Gelenkrheumatismus, mit Psoriasis sowie mit Lupus Erythematodes als gesichert.

Das Prinzip ist, dass neben allgemeingültigen Erkenntnissen und deren Umsetzung die individuelle Situation (inkl. Medikamentenanamnese, S. 84; soziale Situation) des Patienten befundet, in die Beratung einbezogen und beim Ernährungsplan berücksichtiget wird. Ein wesentliches Kriterium ist die Disziplin.

Entscheidend sind gegensätzlich wirkende Fettsäuren: Arachidonsäure und Eicosapentaensäure (EPA), weshalb Fleisch, Wurst und tierische Fette weitgehend zu meiden, aber fettreiche Seefische und hochwertige Pflanzenöle vermehrt zu verzehren sind (z.B. bei rheumatoider Arthritis Zufuhr von etwa 350 Milligramm Arachidonsäure und 6300 Milligramm EPA pro Woche). EPA-reiche Fischöl-Präparate als Supplemente sollten nur im Ausnahmefall eingenommen werden. Protektive Effekte bei der Schmerzerkrankung können Antioxidantien, z.B. Vitamin E, C, Betacarotin und Selen haben. B-Vitamine sind neurotrope Vitamine. Bei Entzündungen sollte daher immer an Sublimation mit B-Vitaminen gedacht werden (B1, B6, B9, B12). B-Vitamine lindern die nervale Entzündungssymptomatik und unterstützen die Regeneration der Nerven.

Darüber hinaus ist die Wechselbeziehung zwischen Übergewicht und erhöhter Schmerzwahrnehmung belegt. Personen mit einem Body-Mass-Index zwischen 35 und 39,9 klagen am häufigsten über Schmerzen. Gleichzeitig geht dies mit Mangel an Bewegung einher bzw. nehmen die Patient:innen Übungen als besonders anstrengend wahr, was z.B. durch die Eigenschaften des Wassers in Kombination mit Bewegungstherapie kompensiert werden kann (S. 170).

Abbildung und Text: C. Winkelmann

Faszien-Therapie, Faszien-Technik

Endogene Stoßdämpfer

Die internationale Fascia Research Society definiert Faszien als weiße, wenige Millimeter dicke Substanz.

Bei dieser Gewebestruktur handelt es sich allgemein um eine Hülle, Schicht oder eine andere zerlegbare Ansammlung von Bindegewebe.

Sie bildet sich unterhalb der Haut, um Muskeln und innere Organe zu befestigen, einzuschließen und zu trennen.

Faszien geben dem Körper Halt und Stabilität. Sie dienen aufgrund der netzartigen Struktur als eine Art körpereigene Stoßdämpfer, indem sie Muskeln und Organe bei abrupten Bewegungen und Sprüngen stützen.

Vergleich mit „Orangennetz“

Faszien können über Ultraschall dargestellt werden. Damit sind Aussagen zur Dicke, Beweglichkeit, Festigkeit, Elastizität und zum Wassergehalt möglich.

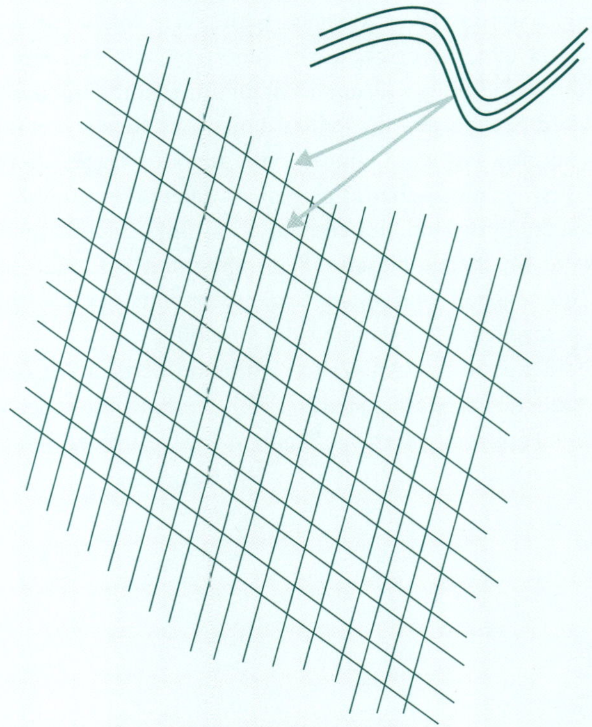

Abbildung 4-6: Faszien-Therapie, Faszien-Technik

Die Faszien-Therapie ist eine Technik im Rahmen anderer Therapiekonzepte, so z. B. der Manuellen Therapie (S. 160) und der Bindegewebsmassage (S. 134), um insbesondere auf die Faszien (Bindegewebe) einzuwirken.

Das Wirkprinzip sind mechanische Reize (Zug und Druck), die je nach spezieller Technik appliziert werden. Dabei können neben der bloßen Grifftechnik der Therapeutin auch Hilfsmittel (z. B. Faszien-Rolle, Faszienkamm) zum Einsatz kommen.

Die einzelnen Techniken sind u. a. Myofaziale Releasetechnik, Rolfing®, Active Release Technik (ART), Fascial Manipulation. Beim Untersuchungsgang werden die Faszien manuell aufgesucht und deren Spannung sowie Verschieblichkeit ertastet. Die therapeutische Intervention hat den Ansatz, durch Druck und Zug einen Dehnreiz auf das Gewebe zu setzen und so mögliche Adhäsionen zu überwinden und Spannungszustände zu regulieren. Diese Regulierung der Faszie hat mit Blick auf den Stoffwechselprozess Auswirkung auf Gefäße, Muskulatur, Innervation.

Neben der passiven Grifftechnik ist z. B. das Faszientraining bekannt. Dabei werden nach Anleitung spezielle Übungen auch mit Hilfsmitteln (z. B. Faszienrolle, Blackroll®) mit dem Ziel der strukturellen Veränderung der Faszien und Fasziendehnung ausgeführt. Untersuchungen zeigen, dass Yoga-Übungen zu vergleichbaren Ergebnissen bezogen auf die Schmerzreduzierung führen.

Die Faszien-Therapie mit den Bestandteilen der Faszientechniken und des -trainings wird in speziellen Weiterqualifikationen vermittelt.

Aus Sicht der gesetzlichen Krankenversicherung ist die Faszien-Therapie keine Regelleistung.

Abbildung und Text: C. Winkelmann

Funktionelle Bewegungslehre, FBL, Klein-Vogelbach, Functional Kinetics

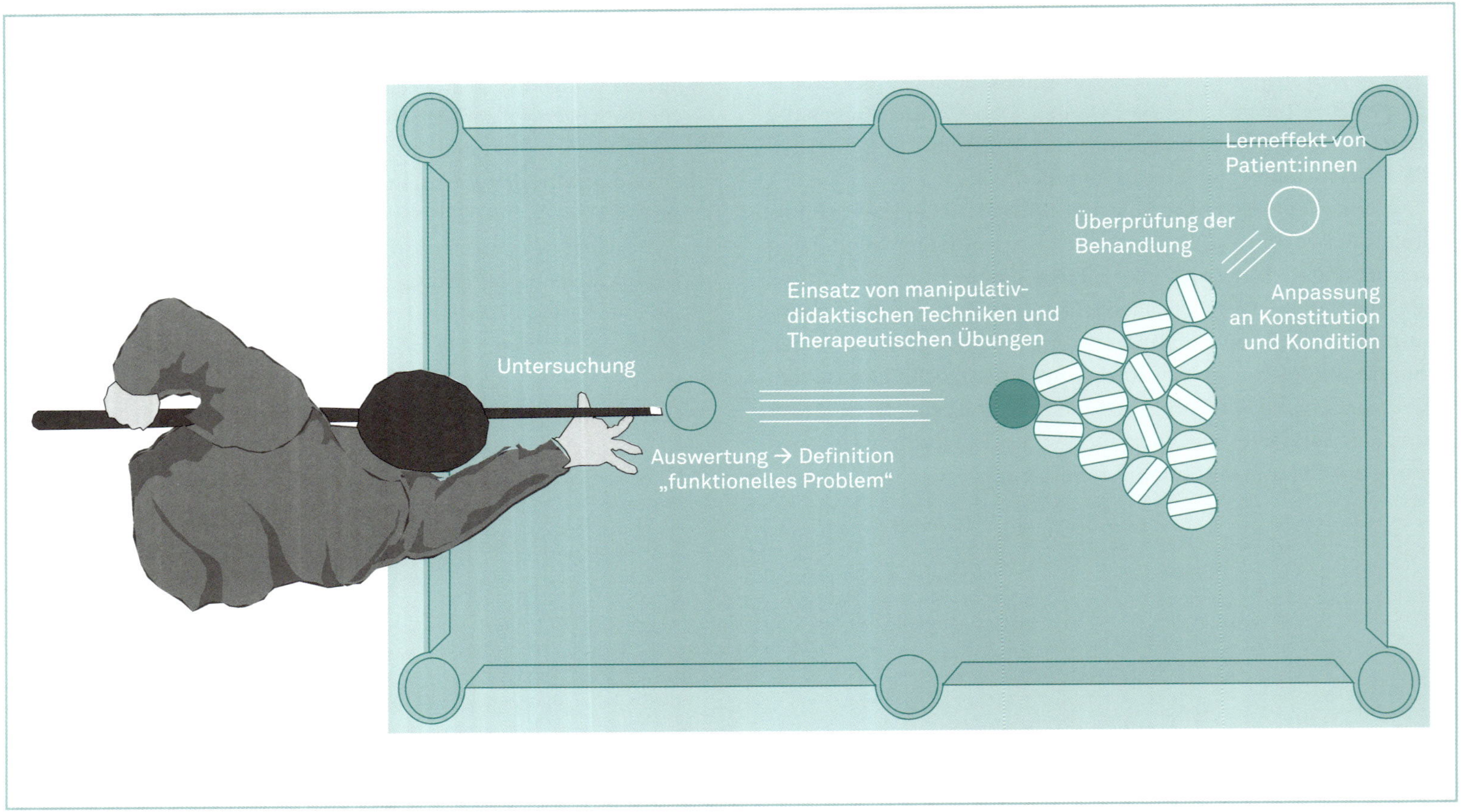

Abbildung 4-7: Funktionelle Bewegungslehre, FBL, Klein-Vogelbach, Functional Kinetics

Das Konzept FBL Functional Kinetics geht auf Susanne Klein-Vogelbach zurück. Es handelt sich dabei um eine spezielle Form der Bewegungstherapie bestehend aus bestimmten manipulativ-didaktischen Techniken, therapeutischen Übungen (auch mit Geräten, wie z. B. Pezziball, Therapiekreisel) sowie passiven Grifftechniken in Kombination mit Gelenkbewegung (z. B. aktive Widerlagerung).

Das Prinzip des Konzeptes ist, die Erkenntnisse der Untersuchung und Befunderhebung von Körperstellung (z. B. Fuß- und Kniestellung beim Sitz und Transfer vom Sitz in den Stand) und Bewegungsabläufen (z. B. Gangbeobachtung) mit der hypothetischen Norm zu vergleichen. Aus der Soll-Ist-Differenz ergibt sich das sogenannte funktionelle Problem. Neben dem funktionellen Problem werden die Ressourcen (Konstitution und Kondition) des Patienten erfasst und Ableitungen getroffen, wie diese in den Therapieaufbau integriert werden. Damit wird auch das realistische Therapieziel verknüpft, welches kontinuierlich überprüft und ggf. modifiziert wird.

Das Konzept als aktive Behandlungsform zielt darauf, dass die Patientin lernt (S. 168), ihr funktionelles Problem zu lösen und möglichst ökonomisch damit umzugehen. Damit soll ökonomisches Bewegungsverhalten erreicht werden, d. h., die Gehbewegung wird zielgerichtet (z. B. nach vorn) ausgeführt, ohne bspw. durch Seitwärtsbewegungen (z. B. starkes Schaukeln des Oberkörpers beim Gehen) ineffizient zu werden.

In der FBL kommt daher in besonderer Weise das Ökonomische Prinzip (Winkelmann & Rogalski, 2021) in der Ausprägung des Minimalprinzips zum Tragen: ein Bewegungsziel soll mit minimalem Aufwand erreicht werden.

Die FBL wird in speziellen Weiterbildungen vermittelt.

Abbildung und Text: C. Winkelmann

Hirudotherapie, Blutegel-Therapie

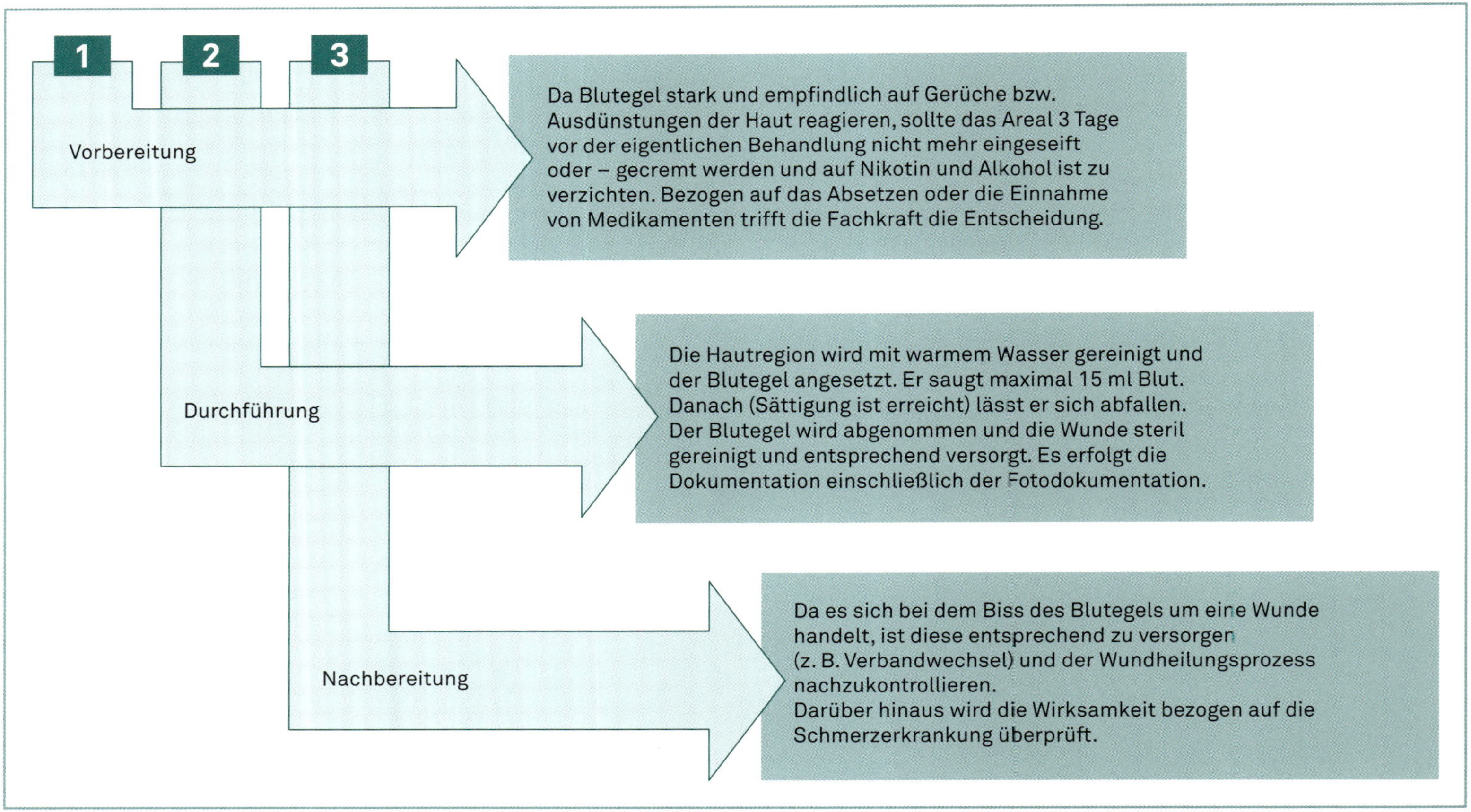

Abbildung 4-8: Hirudotherapie, Blutegel-Therapie; C. Winkelmann

Bei der Hirudotherapie handelt es sich um ein hämatogenes ausleitendes Verfahren. Der medizinische Blutegel (Hirudo medicinalis) ist speziell für medizinische Zwecke steril gezüchtet und als zulassungspflichtiges Fertigarzneimittel über Apotheken lieferbar.

Das Prinzip ist, dass medizinische Blutegel auf die spezielle Hautregion (Hyperalgesiezone, S. 34) gesetzt werden. Im Speichel des Blutegels befinden sich über 20 nützliche Substanzen, wobei die Stoffe Hirudin und Eglin umfangreich, wissenschaftlich erforscht sind. Sie sind für die entzündungs- und schmerzhemmende sowie krampflösende Wirkweise der Blutegeltherapie verantwortlich.

Es gilt, die Blutung ist die Therapie. Je stärker die Blutung, desto intensiver die Schmerzlinderung. Daher wird die Blutegeltherapie insbesondere bei chronischen Schmerzen eingesetzt. Die Behandlung erfolgt im ambulanten, aber auch im stationären Setting, z.B. im Rahmen der interdisziplinären, multimodalen Schmerztherapie (S. 150).

Die Hirudotherapie besteht aus drei Phasen:

1. Vorbereitung zu Hause oder stationär 3 Tage vor der eigentlichen Behandlung,
2. Behandlung in der Praxis oder stationär (teil-, vollstationär) mit einer Dauer von ungefähr 30 bis 90 Minuten,
3. Nachbereitung als Kontrolle und Wundversorgung sowie Einschätzung zur Wirksamkeit im gemeinsamen Gespräch mit dem/der Patient:in.

Die Blutegeltherapie verlangt wie jede therapeutische Intervention eine entsprechende Qualifikation und die 24-Stunden-Rufbereitschaft für die Dauer der Blutungszeit. Zudem bestehen sehr hohe Auflagen an das Hygieneregime in der Einrichtung, und sie unterliegt dem Transfusionsgesetz.

Text: C. Winkelmann und A. Görgner

Hydrotherapie

Der Heublumensack nach Uhlemann gilt als Morphium der Naturmedizin.

Das Prinzip ist, dass durch das Erhitzen der Heublume über Wasserdampf Cumarine und ätherische Öle freigesetzt werden.
Heublumen-Kompressen sind in verschiedenen Abmessungen im einschlägigen Handel rezeptfrei erhältlich. Kontraindikationen sind z. B. starke Allergien.

Patient:innenanleitung zur Herstellung und Anwendung des Heublumensacks

Voraussetzungen:
Heublumen, Leinenbeutel oder Einkaufsbeutel (ca. 10 x 20 cm), Wasser, Topf, Sieb, Deckel

Durchführung:
Den Topf mit Wasser füllen, so dass das Sieb nicht eintaucht. Wasser zum Kochen bringen. Den mit Heublumen gefüllten Beutel in das Sieb legen und 15 Minuten dämpfen. Danach herausnehmen und ausdrücken (Vorsicht Verbrühungsgefahr und Verfärbungen möglich). Sobald der Heublumensack auf eine verträgliche Temperatur abgekühlt ist, wird er direkt auf die zu behandelnde Stelle gelegt. Über den Heublumensack eine Folie legen, darüber kommt ein Tuch (z. B. Stoffwindel). Zum Abschluss wird ein wärmendes Tuch (z. B. Wolltuch) fest um den Körper bzw. die Körperregion gewickelt. Danach sollte der gesamte Körper in eine Decke gewickelt werden.

Dauer:
Der Heublumensack wird rund 45 Minuten belassen. Eine Nachruhe von 30 Minuten ist empfohlen.

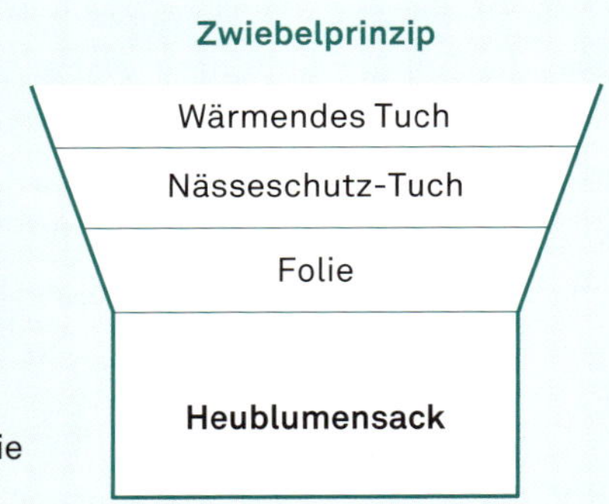

Abbildung 4-9: Hydrotherapie

Unter der Hydrotherapie wird eine Vielzahl von Therapieformen zusammengefasst, die vorwiegend in der häuslichen Selbstanwendung nach Anleitung durch die Patient:innen selbst ausgeführt werden.

Das Wirkprinzip ist ein thermischer und mechanischer Reiz. Thermische Reize bis 15°C führen zu einer Vasokonstriktion der obersten Hautgefäße und einer darauffolgenden Vasodilatation. Die damit verbundene Überwärmung wird häufig als angenehm empfunden. Thermische Reize von 35 bis 42°C führen dagegen zu einer Vasodilatation auch der tieferliegenden Arterien. Das Blut wird aus dem Körperinneren nach außen transportiert.

Das Prinzip ist, dass Kältereize stets distal beginnend und rechts vor links appliziert werden müssen. Der Körper muss vor jeder Kaltanwendung warm sein und die Mahlzeit sollte mindestens eine Stunde zurückliegen. Bei Vollbädern ist die Wirkung auf das Herz-Kreislaufsystem zu berücksichtigen und auch die mit der Hydrostatik verbundene Wirkung auf die Propriozeption (siehe Haptik, S. 36).

Zur häuslich anwendbaren Hydrotherapie zählen Wechselgüsse mit kaltem und warmem Wasser, die mit einem Badeschlauch ohne Brause, Wasserhahn oder Gartenschlauch durchgeführt werden können. Zudem können Bäder als Wechselbäder mit kaltem oder warmem Wasser, an- oder absteigend selbst durchgeführt werden. Hierzu zählen das Wassertreten bei einer Wassertiefe von 20 bis 30 cm, Fuß-, Arm-, Sitz- und Vollbäder (auch mit Zusätzen wie Kohlensäure versetzt). Darüber hinaus gehören Packungen, Kompressen und Auflagen zu dieser Therapieform (siehe Phytotherapie, S. 174).

Abbildung und Text: C. Winkelmann

Interdisziplinäre multimodale Schmerztherapie (IMMST), Multikausaltherapie

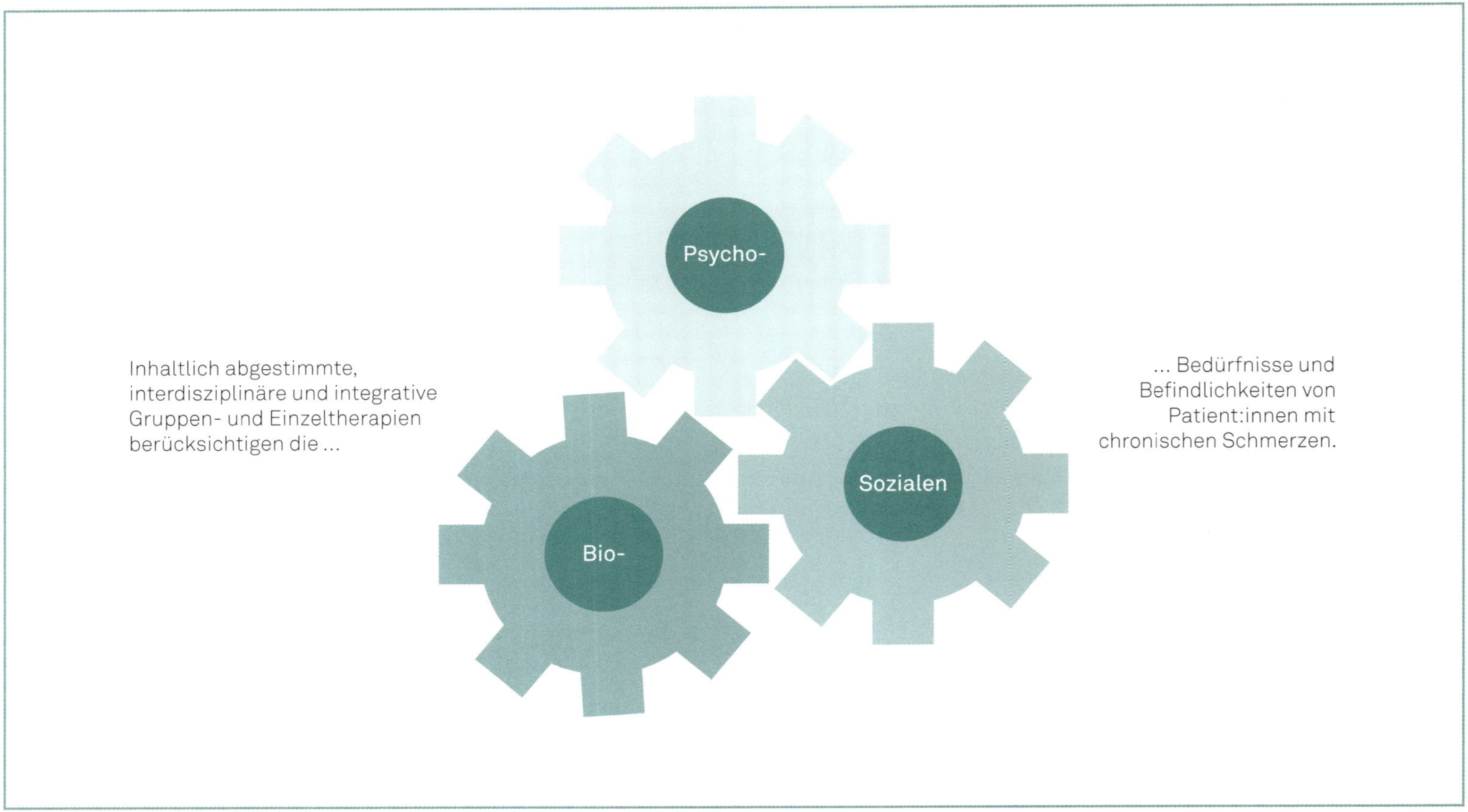

Abbildung 4-10: Interdisziplinäre multimodale Schmerztherapie (IMMST), Multikausaltherapie

Bei dieser Multikausaltherapie handelt es sich um eine mindestens 7-tägige interdisziplinäre Behandlung von Patienten mit chronischen Schmerzzuständen (einschließlich Tumorschmerzen) unter Einbeziehung von mindestens zwei Fachdisziplinen, davon eine psychiatrische, psychosomatische oder psychologisch-psychotherapeutische Disziplin, nach festgelegtem Behandlungsplan.

Einschlusskriterien der Patient:innen, von denen mindestens drei der nachfolgenden Merkmale erfüllt sein müssen, sind

- manifeste oder drohende Beeinträchtigung der Lebensqualität, der Arbeitsfähigkeit und/oder des regelmäßigen Schulbesuchs,
- Fehlschlag
  - einer vorherigen unimodalen Schmerztherapie,
  - eines schmerzbedingten operativen Eingriffs oder
  - einer Entzugsbehandlung,
- bestehende(r) Medikamentenabhängigkeit oder -fehlgebrauch,
- schmerzunterhaltende psychische Begleiterkrankung,
- gravierende somatische Begleiterkrankung.

Die Behandlungsleitung erfolgt durch Fachärztin mit der Zusatzbezeichnung „Spezielle Schmerztherapie“ (S. 50). Das Konzept umfasst

- interdisziplinäre Diagnostik durch mindestens zwei Fachdisziplinen (siehe Kap. 3),
- Anwendung von mindestens drei der folgenden aktiven Therapieverfahren: Psychotherapie, Physiotherapie, Entspannungsverfahren (S. 130, 166), Ergotherapie, Medizinische Trainingstherapie (S. 164), sensomotorisches Training (PNF (S. 172), SlingE (S. 176), FBL (S. 144)), Arbeitsplatz- oder Schulbesuchstraining, künstlerische Therapie (Kunst- und/oder Musiktherapie) oder sonstige übende Therapien. Die Therapieeinheiten dauern durchschnittlich 30 Minuten. Bei Gruppentherapie ist die Gruppengröße auf maximal 8 Personen begrenzt.
- Überprüfung des Behandlungsverlaufs durch ein standardisiertes therapeutisches Assessment,
- tägliche ärztliche Visite oder Teambesprechung,
- wöchentliche interdisziplinäre Teambesprechung (S. 122).

Abbildung und Text: C. Winkelmann

Invasive Schmerztherapie

Prinzipdarstellung der Nervenblockade

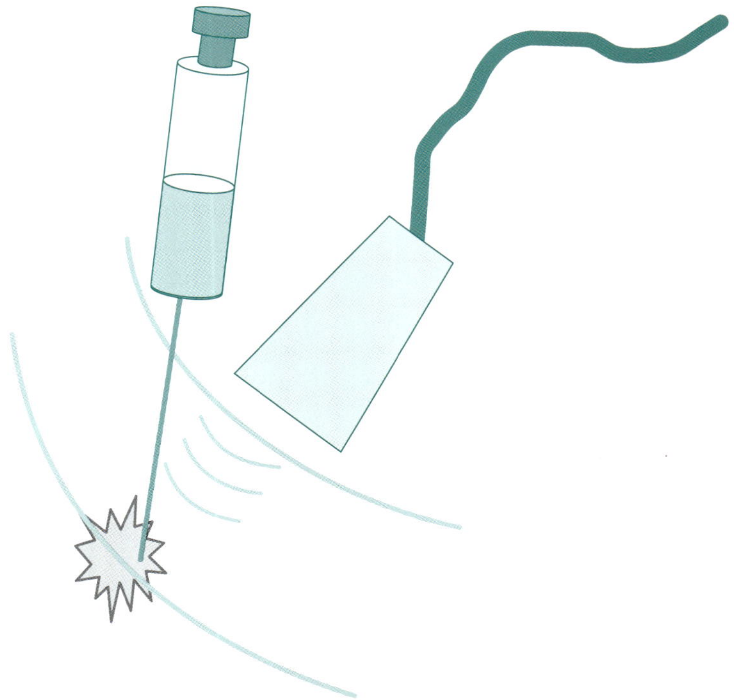

Abbildung 4-11: Invasive Schmerztherapie

Die invasive Schmerztherapie bedeutet das Eindringen in den Körper, u. a. um Medikamente in den Körper einzubringen.

Das Prinzip ist, dass meist durch Injektion das Medikament (S. 162) direkt eingebracht wird. Es werden verschiedene Methoden unterschieden:

- Nervenblockaden und neurochirurgische Techniken werden zur Therapie akuter und chronischer Schmerzen eingesetzt. Abhängig von der Schmerzregion wird ein örtliches Lokalanästhetikum injiziert, um den einzelnen Nerv, ein Nervenbündel, einen Nervenknoten oder den rückenmarksnahen Nerv zu blockieren. Um die Weiterleitung von Schmerzimpulsen zum Gehirn (Schmerz, S. 62) über einen längeren Zeitraum zu unterdrücken, wird das Medikament über einen Katheter verabreicht. Nervenblockaden finden auch zu diagnostischen Zwecken, insbesondere bei akuten Schmerzen (S. 150), statt (siehe Kap. 1 und 2). Unter Sichtkontrolle apparativer Verfahren, wie Röntgen oder Ultraschall, soll so die Schmerzursache identifiziert werden.
- Auch neurochirurgische Techniken werden zur Therapie akuter und chronischer Schmerzen genutzt, z. B. bei Schmerzen durch eingeklemmte Nerven.
- Bei sehr starken, chronischen Schmerzen (z. B. Tumorschmerz) hat sich die Praxis der Implantation von Medikamentenpumpen oder Schmerzsonden bewährt.
- In Ausnahmefällen werden Nerven durch Medikamente verödet oder mittels Strahlen durchtrennt. Bestimmte Nerven des vegetativen Nervensystems werden durch Injektion einer alkoholhaltigen Lösung (chemische Neurolyse) bewusst, irreversibel zerstört, um eine mehrere Monate anhaltende Blockade zu erreichen.

Die invasive Schmerztherapie kann Teil der Interdisziplinären multimodalen Schmerztherapie (S. 150) sein und kommt bspw. auch in Kombination mit der Manuellen Therapie (S. 160) vor.

Abbildung und Text: C. Winkelmann

Kognitive Verhaltenstherapie (KVT)

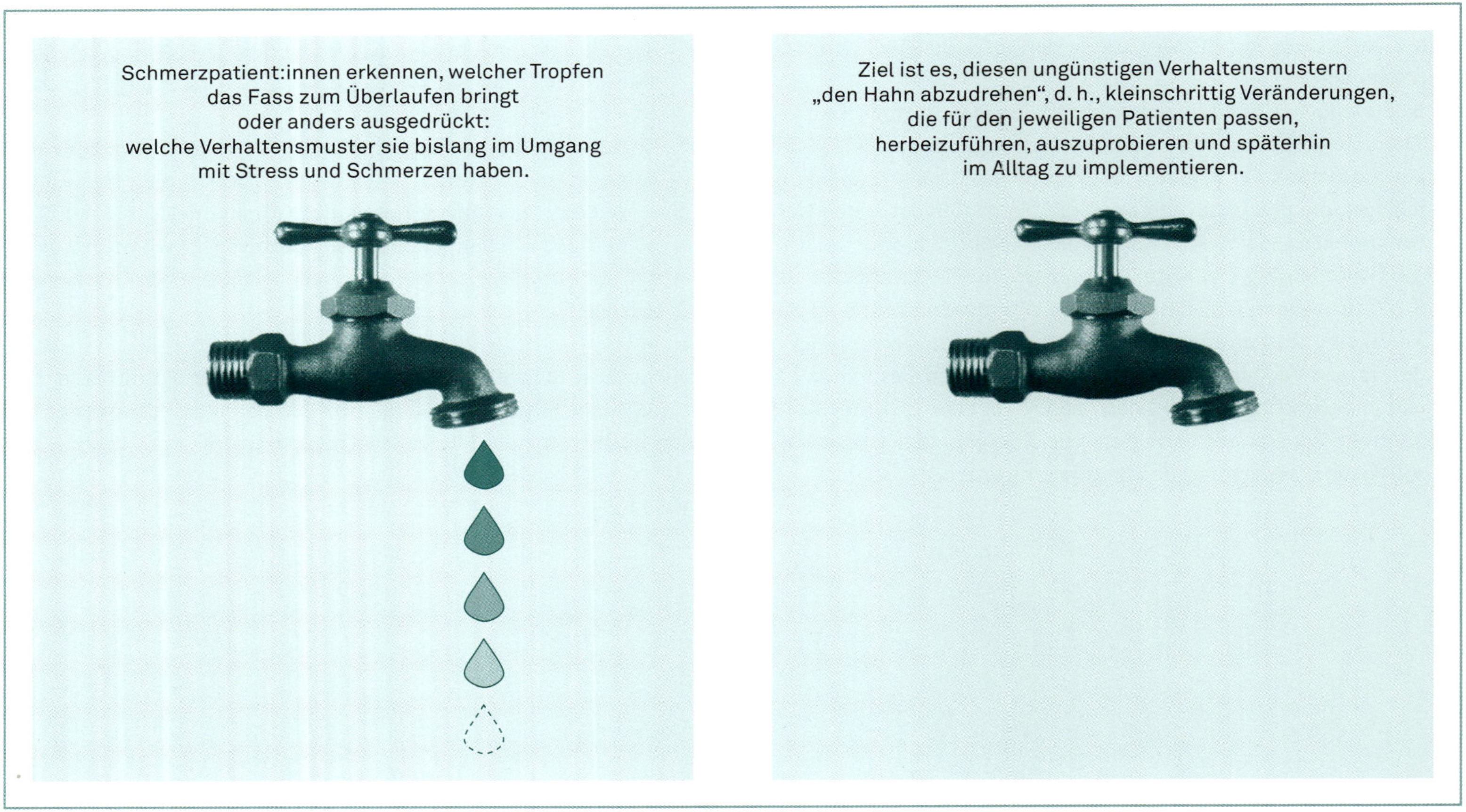
Schmerzpatient:innen erkennen, welcher Tropfen das Fass zum Überlaufen bringt oder anders ausgedrückt: welche Verhaltensmuster sie bislang im Umgang mit Stress und Schmerzen haben.
Ziel ist es, diesen ungünstigen Verhaltensmustern „den Hahn abzudrehen“, d. h., kleinschrittig Veränderungen, die für den jeweiligen Patienten passen, herbeizuführen, auszuprobieren und späterhin im Alltag zu implementieren.

Abbildung 4-12: Kognitive Verhaltenstherapie (KVT)

Bei der Kognitiven Verhaltenstherapie handelt es sich um ein wissenschaftlich anerkanntes Psychotherapieverfahren.

Das Prinzip dahinter ist, dass die Art und Weise, wie der Patient mit seinen Gedanken, Gefühlen und seinem Verhalten auf Stress im Alltag reagiert, seine körperlichen Schmerzen aufrechterhält oder diese sogar verstärkt. Dabei kann der Schmerz selbst ein hoher Stressfaktor sein. Untersuchungen belegen, dass Schmerzzustände, die ausschließlich durch psychischen Stress verursacht werden, eher selten sind. Vielmehr handelt es sich bei Schmerzerkrankungen um komplexe Wechselwirkungen zwischen Psyche, Körper und sozialen Faktoren (siehe chronischer Schmerz, S. 28).

Belegt ist, dass bestimmte Verhaltensweisen schmerzbegünstigend wirken:

- Psychosoziale Stressoren, z.B. dauerhafte Konflikte mit Kolleg:innen, Vorgesetzten, Businesspartnern, mit den Eltern, mit der Partnerin oder mit Kindern und Schulkamerad:innen. Durch den andauernden Stresszustand wird vermehrt Cortisol ausgeschüttet, weshalb die Schmerzempfindlichkeit zunimmt.
- Körperliche Stressauslöser, z.B. durch dauerhafte, einseitige muskuloskelettale Belastung (S. 132) sowohl von außen, z.B. unzureichende Arbeitsplatzausstattung, als auch von innen, z.B. Zwänge als verinnerlichte Gedanken und Verhaltensweisen.
- Innere Zwänge, z.B. Aufrechterhalten von Dauerspannung durch Gedanken des Durchhaltenmüssens/sich Durchbeißenmüssens, Bagatellisierens, Ignorierens von körperlichen Signalen etc.

In den Therapieeinheiten über mehrere Monate haben die Patient:innen unter Anleitung die Möglichkeit der Reflexion und können neue Verhaltensweisen im geschützten Rahmen erproben (siehe Kommunikative Bewegungstherapie, S. 156). Durch das Ausschleichen der Therapie zum Ende des gesamten Behandlungszeitraumes sollen die Patient:innen das neu Erlernte im Alltag integrieren und automatisieren.

Abbildung und Text: C. Winkelmann

Kommunikative Bewegungstherapie (KomBt)

Die Rolle des Therapeuten/der Therapeutin

Therapeutische Grundhaltungen:

- Empathie, positive Wertschätzung, Abstinenz, Echtheit nach Rogers

\+

- Spezielles Verhalten der Fachkraft in der bewegungstherapeutischen Gruppe.

Aktivitäten:

- Vorgabe der Aufgabenstellungen, Beobachtung, Reflexionen.
- Förderung der stillen Reflexion (Nachdenken und Bedenken der momentanen Erfahrungen im Erleben und Verhalten der Patientin) und der verbalen Mitteilung der Gruppenmitglieder untereinander.

Rollenveränderung im Therapieverlauf:

- Anfang
  Aufgaben stellen, entsprechende Übungen erklären.
- Spätere Arbeitsphase
  Zurücknahme, Zulassen von Lösungsentwicklung in der Gruppe bzw. der Patientin, Reflexion fördern.

Abbildung 4-13: Kommunikative Bewegungstherapie (KomBt)

Die Kommunikative Bewegungstherapie nach Wilda-Kiesel ist eine aktive Therapieform, die explizit mit Körperbewegung und Körpersprache arbeitet.

Dabei werden zwischenmenschliche Begegnungen und gruppentherapeutische Prozesse durch speziellen Übungsaufbau und -auftrag genutzt, mit dem Ziel, diese auf körperlicher Ebene der Patient:innen erfahrbar zu machen.

Das Prinzip dieser nonverbalen, handlungsorientierten Methode ist, dass die Patient:innen durch zwischenmenschliche Begegnungen und das Lösen gemeinsamer Aufgabenstellungen Störungen im interpersonellen Bereich bewusst wahrnehmen lernen, insbesondere die Auswirkung auf körperliche Befindlichkeiten (z.B. Rückenschmerz, Bauchschmerzen, Kopfschmerzen).

Die Therapieeinheiten folgen einem speziellen Stundenaufbau. Die aktiv auszuführenden Übungen fördern die Wahrnehmung, Ich-Du-Wir-Erfahrung (Winkelmann & Helmer-Denzel, 2021), Auseinandersetzung, Entscheidungsfähigkeit, das Vertrauen und die Emotionalität sowie Kreativität der Patient:innen.

Das Besondere ist die Reflexion des Erlebten. Damit wird es den Patient:innen überhaupt erst möglich, sich ihr eigenes Verhalten, psychische und körperliche Veränderungen bewusst zu machen, Fehlverhaltensweisen zu erkennen und im Rahmen der Therapie im geschützten Setting neue Verhaltensweisen zu erproben und folgend in den Alltag zu integrieren. Zum Konzept gehört daher die Edukation (Lernen, S. 38, 40, 168).

Die ursprünglich in der Regel von Physiotherapeut:innen mit spezieller Weiterbildung angewendete Methode wurde weiterentwickelt und wird zwischenzeitlich auch von Psychotherapeut:innen erlernt und z.B. in Schmerz-Kliniken (S. 56) oder -tageskliniken (S. 62) praktiziert.

Abbildung und Text: C. Winkelmann

Manuelle Lymphdrainage, Komplexe Entstauungstherapie, Lymph-Tape

Kinesio-Tape, Kinesiologisches Tape wird auf der Haut angebracht.
Die spezielle Tapequalität in Kombination mit der Anlage bewirkt,
dass mit jeder Bewegung (inkl. Atmung, Pulsschlag) Haut und
darunter liegendes Gewebe verschoben werden (mechanischer Reiz).

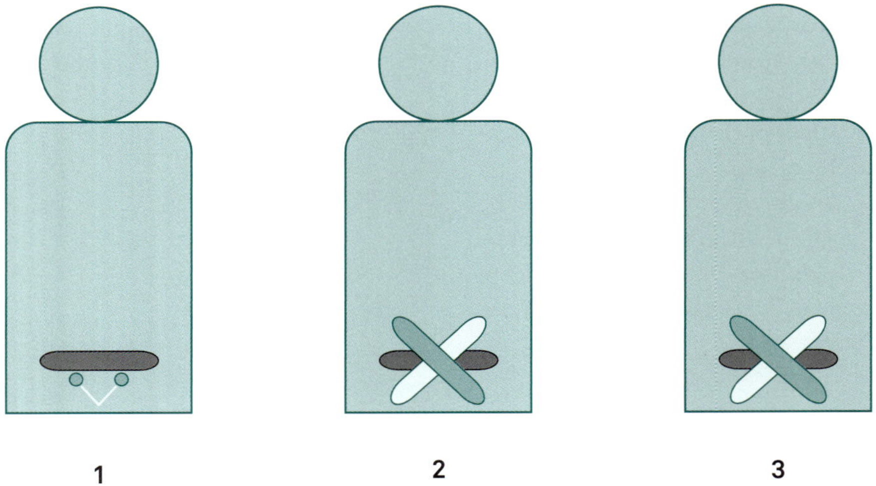

Beispiel Anlage Kinesio-Tape zur Reduzierung von Schmerzen in der LWS-Region
mit einem X über dem Schmerzzentrum.

Abbildung 4-14: Manuelle Lymphdrainage, Komplexe Entstauungstherapie, Lymph-Tape

Die Manuelle Lymphdrainage (kurz MLD) ist Vorläufer und heute Teil der komplexen Entstauungstherapie (kurz KPE) mit langer Tradition. Beide Therapieverfahren werden eingesetzt, um geschwollenes Gewebe infolge einer verminderten Drainagefunktion des Gefäßsystems am Arm, Bein, Kopf etc. zu entstauen. Dies kann der Fall sein nach Operationen, nach Frakturen, nach Überlastung oder im Rahmen von Entzündungsprozessen. Das Abschwellen des Gewebes führt zu einer verbesserten Versorgung der Region, Gelenke können wieder vollständig bewegt und Schmerzen reduziert werden.

Das Wirkprinzip sind mechanische Reize, die durch Druck und Lagerung appliziert werden. Nach einem standardisierten Schema wird durch flächige Handgriffe, die rhythmisch, dynamisch oder stehend kreisend auszuführen sind, die Drainage angestauter Flüssigkeit gefördert. Neben der Grifftechnik werden die Lagerung (z.B. Hochlagerung) und die Atmungsfunktion genutzt.

Die KPE beinhaltet in der Regel die Lymphdrainagetherapie (MLD), Hautpflege, Kompressionstherapie mittels Bandagierung oder speziellen Kompressionsstrümpfen (auch maßgefertigt) zur Sicherung des Behandlungsergebnisses, aktives Training (z.B. PNF, S. 172) sowie die Patient:innenedukation (S. 168).

Zur MLD und KPE gehört die vergleichende (Seitenvergleich) Umfangsmessung bzw. die Verlaufskontrolle.

Eine relativ neue Entwicklung im Zusammenhang mit der Lymphdrainage ist die Anlage eines Lymph-Tapes. Das Lymph-Taping kann auch mit der Blutegeltherapie (S. 147) kombiniert werden. Auch kommen apparative Lymphdrainagesysteme (sogenannte dynamische Kompressionstherapie) zum Einsatz.

Zur Abrechnung der MLD/KPE mit der gesetzlichen Krankenversicherung ist eine spezielle Qualifikation erforderlich.

Abbildung und Text: C. Winkelmann

Manuelle Therapie, Manuelle Medizin

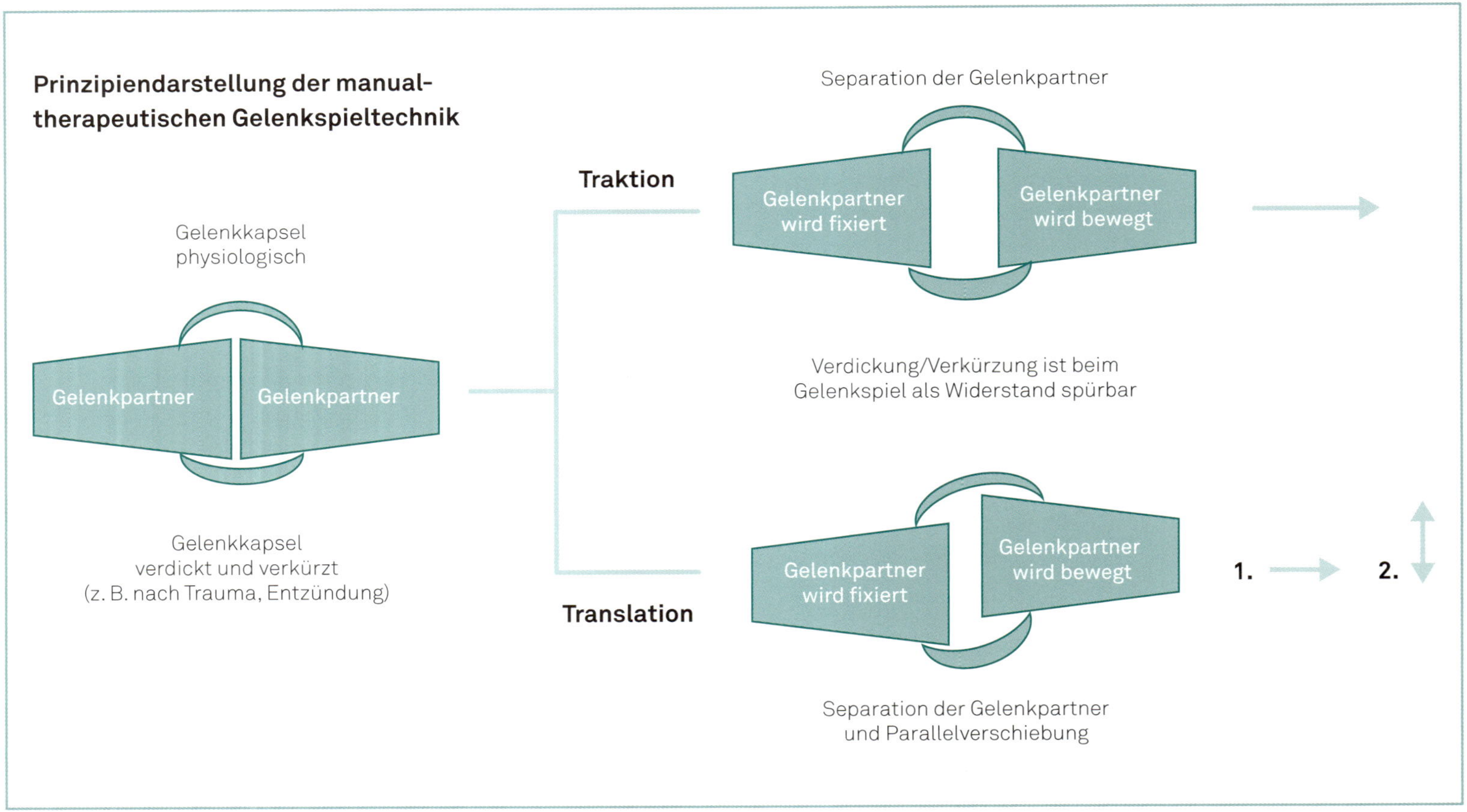

Abbildung 4-15: Manuelle Therapie, Manuelle Medizin

Die Manuelle Medizin (MM) im ärztlichen Bereich sowie die Manuelle Therapie (MT) in der Physiotherapie wird eingesetzt, um Funktionsstörungen des Bewegungssystems standardisiert zu untersuchen und zu behandeln.

Das Wirkprinzip sind mechanische Reize. Das Prinzip der MT/MM ist, dass mittels manuell ausgeführter Grifftechniken einerseits die Gelenkfunktion auf Störungen untersucht wird und andererseits bei Vorliegen einer Störung diese z.B. durch Mobilisations- oder Manipulationstechniken aufgehoben wird. Dabei wird zunächst das muskuloskelettale System, also Muskelkraft, Bewegungsablauf und -koordination, Muskulatur und Muskelketten, Faszien, knöcherne Gelenkanteile usw., in der Gesamtheit (orientierend) und spezifisch nach Gewebeart und Segment (speziell) untersucht.

Die Behandlung unterscheidet sich in weiche (Mobilisation, z.B. Myofaziale Releasetechnik, Postisometrische Relaxation) und harte (z.B. Gelenkmanipulation) Techniken.

Bei der Manuellen Therapie werden passive Grifftechniken eingesetzt, aber auch Kombinationen von Gelenkeinstellungen und Übungsaufträgen (z.B. Anspannen der Muskulatur gegen den Widerstand des Therapeuten und Auflösen der Anspannung in Verbindung mit der Ausatmung).

Die Triggerpunkt-Therapie sowie die Faszien-Techniken (S. 142) nehmen eine besondere Stellung in der Manuellen Therapie ein.

Ausgewählte Übungen können nach Anleitung von den Patient:innen auch selbst bzw. zu Hause ausgeführt werden. Zur Sicherung des Behandlungsergebnisses kann die Kombination der Manuellen Therapie mit der Medizinischen Trainingstherapie (S. 164) sinnvoll sein. Ebenfalls können z.B. spezielle Keile, Gurte oder Triggerstab und Faszienkamm eingesetzt werden, um die Gelenkstellung optimal vorzubereiten oder den entsprechenden Druck zu erzeugen.

Die Durchführung und Abrechnung des speziellen Therapiekonzeptes ist an eine meist mehrjährige Weiterbildung gebunden.

Abbildung und Text: C. Winkelmann

Medikamentöse Schmerztherapie, chemisch-synthetische Wirkstoffe

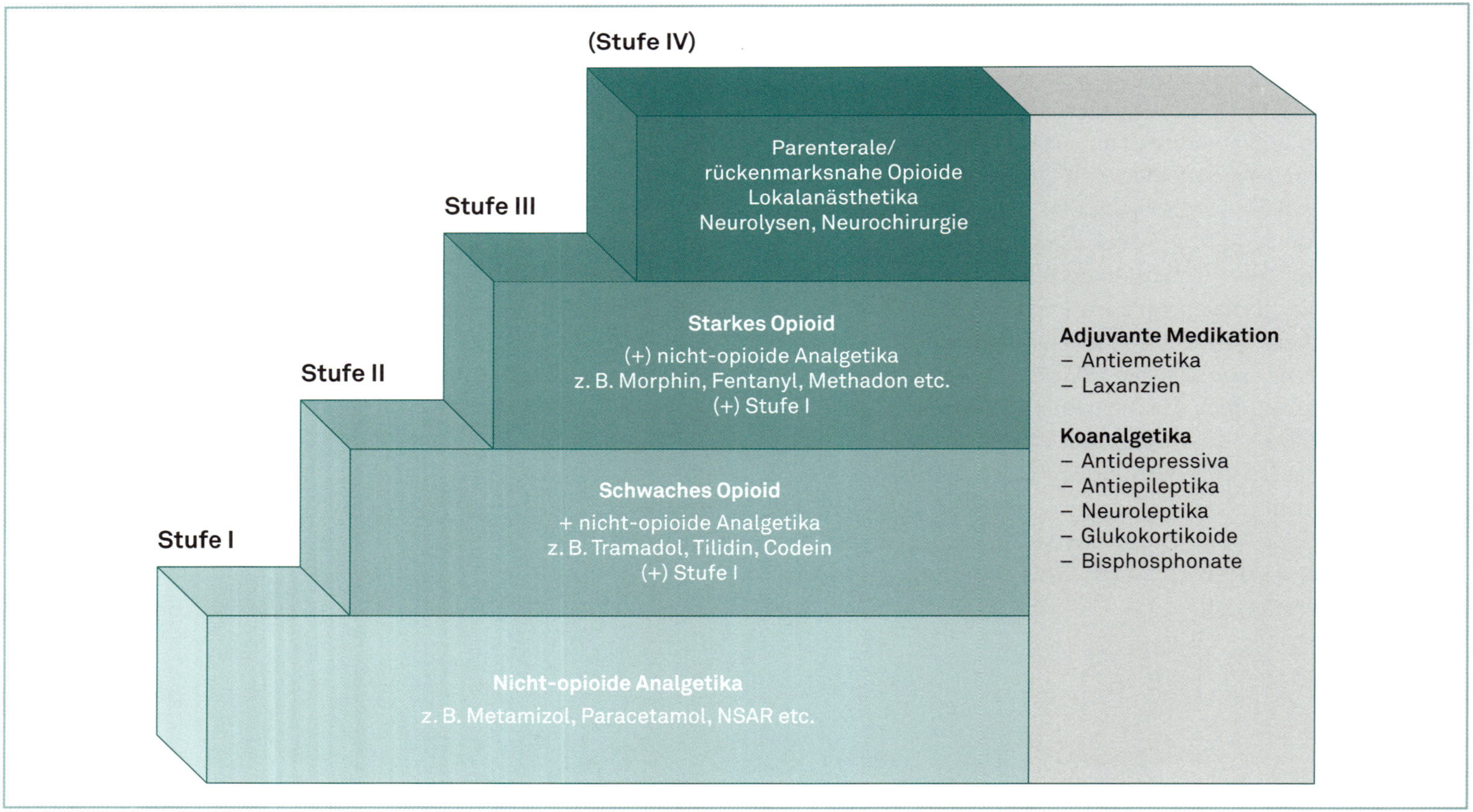

Abbildung 4-16: Medikamentöse Schmerztherapie, chemisch-synthetische Wirkstoffe

Die medikamentöse Schmerztherapie ist eine Säule im Schmerzmanagement und wird häufig nach dem Stufenschema der Weltgesundheitsorganisation (WHO) durchgeführt. Grundlage hierfür ist die Schmerzstärke, weshalb dieses Schema unter Berücksichtigung bio-psycho-sozialer Befindlichkeiten von Forschenden und Praktiker:innen kritisch betrachtet wird.

Das Prinzip ist der Einsatz von Schmerzmitteln (Nichtopiode und Opioide) sowie begleitend oder auch allein von Co-Analgetika (z.B. Antidepressiva).

Bei leichten Schmerzen werden opioidfreie Substanzen zur Schmerzbekämpfung am Entstehungsort verwendet:

- Nichtsteroidale Antirheumatika (NSAR), z.B. Acetylsalicylsäure, Diclofenac, Ibuprofen,
- Pyrazolone, z.B. Metamizol,
- Aniline, z.B. Paracetamol.

Zur Verhinderung einer Chronifizierung werden Opioide (natürliche oder synthetisch hergestellte Abkömmlinge des Morphiums) bereits frühzeitig bei mittelschweren bis stärksten Schmerzen eingesetzt:

- Schwache Opioide, z.B. Dihydrocodein, Dextropropyphen, Codein, Tilidin, Tramadol,
- Starke Opioide, z.B. Buprenorphin, Fentanyl, Hydromorphon, Oxycodon, Morphin.

Wesentlich sind auch hier die ausführliche Schmerzanamnese und Befunderhebung sowie die gemeinsame Entscheidungsfindung (siehe Kap. 2, Kap. 3). Die Wirkungsweise und Nebenwirkungen der Medikamente müssen z.B. in der Physiotherapie im Rahmen der IMMST (S. 155), Medizinischen Trainingstherapie (S. 164) etc. berücksichtigt werden. Für die Patient:innencompliance (S. 188) ist eine ausführliche Information und Beratung Voraussetzung (Edukation, S. 168).

Abbildung und Text: C. Winkelmann

Medizinische Trainingstherapie, MTT, Sportphysiotherapie

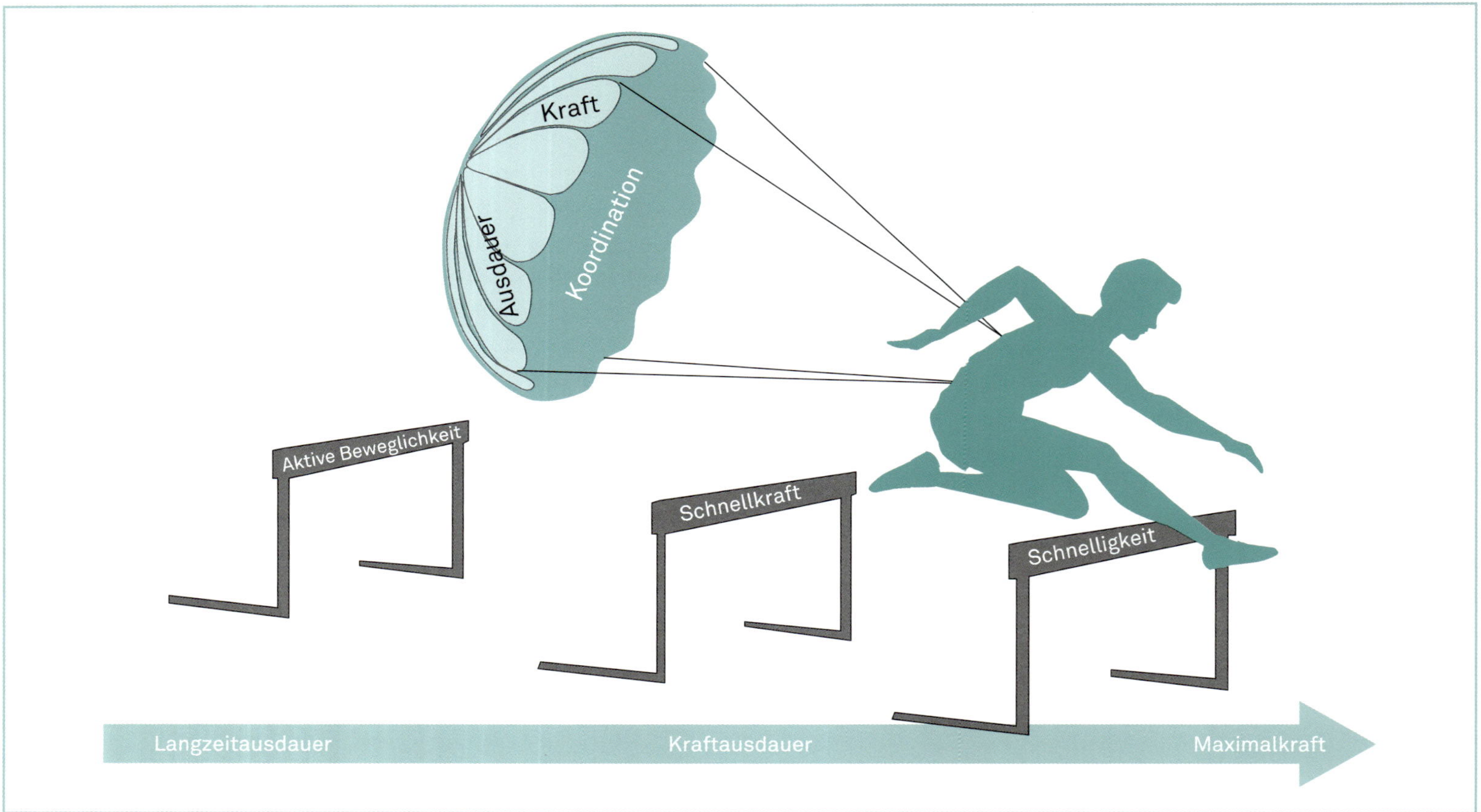

Abbildung 4-17: Medizinische Trainingstherapie, MTT, Sportphysiotherapie

Die Medizinischen Trainingstherapie (MTT) wird zumeist gerätegestützt, unter Verwendung von Kleingeräten oder ohne Geräte durchgeführt. Ziel ist es, die allgemeine und spezielle Leistungs- und Belastungsfähigkeit zu steigern. Das gezielte körperliche Training erfolgt unter besonders qualifizierter Betreuung einzeln oder in Gruppen.

Das Prinzip besteht aus vier Phasen, dem Mobilisations-, Stabilisations-, Funktions- und Belastungstraining.

Nach Befundaufnahme und Testung wird ein Trainingsplan erstellt mit Fokus auf Gleichgewicht, Koordination und Haltung, Kraftfähigkeit, Flexibilität, Schnelligkeit oder Ausdauer.

Es werden verschiedene Methoden unterschieden:

- Isometrisches Muskeltraining (Prinzip: Muskellänge/Gelenkstellung bleiben unverändert, während Muskelspannung gezielt über mehrere Sekunden erhöht wird.).
- Isokinetisches Training (Prinzip: Muskellänge/Gelenkstellung verändern sich, während Muskelkraft unverändert bleibt.).
- Auxotonisches Training (Prinzip: Muskellänge/Gelenkstellung/Muskelkraft ändern sich).
- Koordinationstraining (Prinzip: Mental, die Bahnung erfolgt duch die Vorstellung der Bewegung, oder sensomotorisch (FBL, S. 144; SlingE, S. 176).
- Ausdauertraining (Prinzip: als Dauerleistungstraining oder Intervalltraining).

Das Training kann bspw. ergänzt werden durch Manuelle Therapie (S. 160), Elektrotherapie (S. 138), Massagetherapie (S. 134), Edukation (S. 168).

Neben dem Indoor-Training hat sich auch das Outdoor-Training bewährt. Spezielle Ansätze sind das Klettertraining, das Vibrations-Training auf Basis von Oszillations-Technologie, der Einsatz von Apps und Online-Trainingsangebote.

Abbildung und Text: C. Winkelmann

Passive Entspannungstherapie, Fantasiereise

Strand

(Ausgangsstellung RL) Stell dir vor, du bist unterwegs. Du gehst einen langen Sandstrand entlang. Der Sand ist angenehm warm und du möchtest ihn unter deinen Füßen spüren. Daher ziehst du deine Schuhe aus. Du spürst den Sand warm unter und zwischen deinen Zehen, schaust in den blauen Himmel. Die Sonne scheint warm. Die Möwen spielen im Wind. Nach einer Weile wirst du müde. Leg' dich ganz bequem hin. Lass' deine Arme und Beine lang werden, atme tief durch die Nase ein und den Mund aus. Lasse deine Arme und Schultern ganz schwer werden. Spüre, wie der Sand deinen Körper warm und weich einhüllt. Spüre die Wärme an deinem Rücken, deinem Gesäß und stelle dir vor, wie der warme Sand deine Beine sanft umhüllt und du etwas tiefer in den Sand sinkst.

Wenn deine Augen noch nicht geschlossen sind, dann schließe jetzt sanft deine Augen. Lausche dem Meer, dem Rauschen der Wellen. Dir ist ganz wohlig warm. Die Sonne scheint warm auf deine Haut, von unten wärmt dich der Sand. Du fühlst dich wohl, kannst entspannen und atmest tief ein und aus. Dein Atem geht „ein und aus", wie die Wellen „auf und ab" gehen. Vielleicht spürst du den Wind, eine Brise, die dich sanft streichelt. Sand und Sonne wärmen dich. Es ist ein schöner Tag. In deiner Vorstellung greifst du in den Sand und lässt den warmen Sand langsam durch deine Hand rieseln. Du hast Zeit und spielst mit dem Sand in deiner Hand.

Stelle dir vor, du öffnest deine Augen und schaust in den blauen Himmel. Alles ist hell, die Sonne strahlt, keine Wolke ist am Himmel. Neben dir das Meer, das weiter rauscht; kleine Wellen, die sanft ans Ufer schlagen. Vielleicht hörst du sogar die Möwen, die im Wind schweben und sich unterhalten. Spüre die Wärme des Sandes, auf dem du immer noch liegst. Genieße es, Zeit zu haben, die Wärme um dich herum zu spüren und die frische Luft zu atmen – voller Meergeruch, etwas nach Fisch und doch ganz frisch und warm.

Rückholphase: Spüre die Sonne, wie sie deine Haut streichelt. Du fühlst dich ganz wohl und entspannt. Atme noch einmal ganz bewusst tief durch. Reck' und streck' dich, beweg' dich und wenn du magst, komm' in der Seitenlage noch einmal kurz zum Liegen, bevor du deine Augen öffnest und wieder im Hier und Jetzt bist.

Abbildung 4-18: Passive Entspannungstherapie, Fantasiereise

Die Fantasiereise ist ein imaginatives, passives Entspannungsverfahren, bei der die Fantasie der Patientin als wichtiger Bestandteil des Bewusstseins eingesetzt wird. Ziel ist es, Sinneseindrücke, Bewusstseins- und Erlebnisinhalte so zu kombinieren, dass neue Vorstellungsbilder entstehen. Damit wird das Bewusstsein erweitert und es können neue Strategien zur Bewältigung bzw. des Umgangs mit der Schmerzerkrankung entstehen.

Das Prinzip ist, dass durch Schaffen einer ruhigen Atmosphäre und langsames Sprechen die Patientin ausreichend Zeit hat, ihre Erfahrungen und Erinnerungen zu reproduzieren, und die Reise wohlwollend freundlich beendet wird. Dabei wird die Patientin sanft in der Realität zurückgeführt, wobei die Eindrücke während der Imagination weiterwirken.

Der Behandlungsaufbau besteht grundsätzlich aus drei Phasen:

1. die Einleitung, z.B. Ruhetönungen und -formeln „Du liegst/sitzt ganz schwer und entspannt auf der Unterlage/dem Bett/dem Sessel/der Liege“,
2. die Reise selbst, z.B. Waldspaziergang, Strandspaziergang,
3. das Zurückkommen ins Hier und Jetzt, z.B. Stimme wird lauter, Bewegungsauftrag (sich räkeln, dehnen, gähnen).

Die Fantasiereise kann mit anderen Verfahren kombiniert werden, z.B. zum Abschluss einer MTT (S. 164). Sie kann in Einzel- und in Gruppentherapie erfolgen. Es gibt zahlreiche digitale Angebote, die von den Patient:innen in der Eigenanwendung genutzt werden können.

Allerdings ist zwingend darauf zu achten, dass passive Entspannungsverfahren negative Reaktionen (Flashbacks, Anfälle, Angst etc.) auslösen können. Der Austausch im interdisziplinären Team wird daher empfohlen.

Abbildung und Text: C. Winkelmann

Patienten- und Angehörigenedukation, Familienedukation

Interaktiver Vortrag
Strukturierte Informationsvermittlung mit Einbau von Lernstopps, Fragen, Abstimmungs- und Schätzfragen, Diskussion, Murmelgruppe etc. Die Verständlichkeit ist durch barrierefreie Kommunikation sicherzustellen (einfach, klar und verständlich, Bilder, Videos). Möglichst keine Powerpoint-Vorträge, sondern interaktives Erarbeiten, z. B. als Big Picture, Flipchart, Metaplanwand.

Übungen
Spezielle Verhaltensweisen, Bewegungsausführungen werden erprobt, geübt und trainiert. Die eigene Motivation, Sozial- und Methodenkompetenz werden z. B. durch Erleben und gelingendes Umsetzen gesteigert.

Gruppengespräch und -diskussion
Aktive Auseinandersetzung der Patient:innen und Unterstützung des Lernprozesses. Inhalte: Wissen aktualisieren, Einstellungen und Verhalten reflektieren.
Lehrende erfährt Wissensstand, Vorstellungen, Überzeugungen und greift diese im Weiteren auf.
Patient:innen gehen moderiert in Vergleichsprozesse mit Peers.
Gruppe trägt Themen zusammen, so dass Lehrende Inhalte darauf abstimmt.

Einzelarbeit
Patient:innen reflektieren ihre persönlichen Einstellungen und Verhaltensweisen und erarbeiten eigene Handlungsergebnisse, auch als Aufgabe (Hausaufgabe) bis zur nächsten Schulungseinheit möglich.

Kleingruppenarbeit
In kleinen, arbeitsteiligen Gruppen (drei bis fünf Patient:innen) werden verschiedene Aufgaben bearbeitet und die Ergebnisse im Auditorium vorgestellt und diskutiert. Lehrende müssen organisatorische Voraussetzungen schaffen durch präzise Anleitungen mit klaren Aufgaben und realistischen Zeitvorgaben sowie Räumlichkeiten, Berücksichtigung der Gruppendynamik.

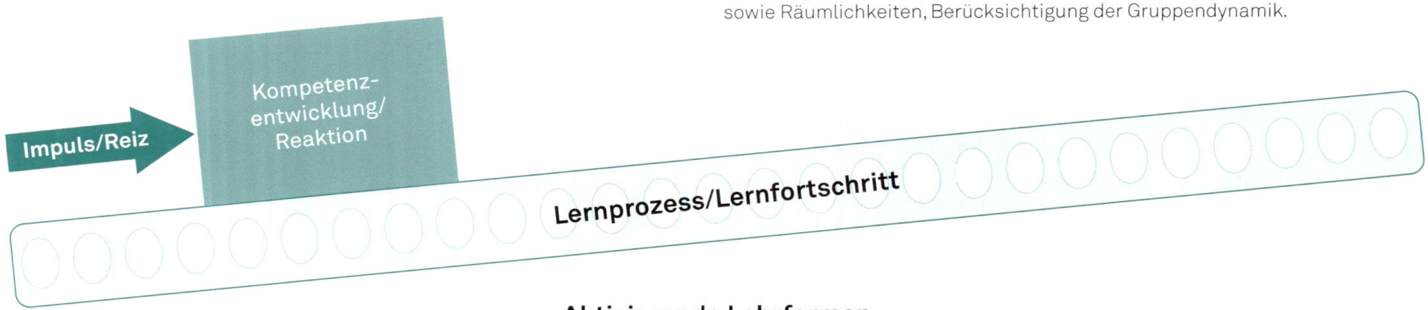

Aktivierende Lehrformen

Abbildung 4-19: Patienten- und Angehörigenedukation, Familienedukation

Bei der Patient:innen- und Angehörigenedukation (auch Familienedukation) handelt es sich um eine Vielzahl von pädagogischen Maßnahmen, mit dem Ziel, die Patient:innen, Klient:innen und Angehörigen bei der Gesunderhaltung (Prävention und Gesundheitsförderung, Verhinderung oder Verschlechterung von Krankheit), aber auch bei der Krankheitsbewältigung zu unterstützen.

Das Prinzip ist, die individuelle Gesundheitskompetenz des Patienten und der Angehörigen (z. B. bei Kindern oder im Zusammenhang bio-psycho-sozialer Aspekte auch der Familie, Partner, bis hin zum Arbeitgeber, wenn dies vom Patienten gewünscht wird) zu stärken und damit zur aktiven Mitwirkung, bestmöglichen Selbstkontrolle, Autonomie und Teilhabe beizutragen.

Die nicht trennscharf abgrenzbaren Methoden sind

- Information,
- Schulung,
- Beratung und
- Anleitung.

Bei der Information geht es um in Patienten- und Angehörigensprache aufbereitete Fakten zur Schmerzerkrankung, die bspw. als Flyer, Website oder Aufsteller im Gespräch herangezogen werden können. Im Gespräch kann eine Vertiefung je nach Bedarf (Rückfragen etc.) vorgenommen werden. Die Beratung dagegen ist ein ergebnisoffener Prozess, z. B. um eine Entscheidung (S. 108) vorzubereiten. Bei der Schulung werden zielorientiert Inhalte meist im Gruppensetting vermittelt. Die Lernstandskontrolle kann spielerisch z. B. als Quiz erfolgen. Die Anleitung umfasst das strukturierte Training von Fertigkeiten (z. B. rückengerechter Transfer) in der Einzel- oder Gruppentherapie.

Ein Beispiel ist das Disease Management Programm (DMP) Chronischer Rückenschmerz, wonach Patient:innen Zugang zu strukturierter, evaluierter und publizierter Gruppenschulung haben. Diese besteht mindestens aus einem somatisch und einem psychisch orientierten Modul. Die Anleitung muss durch mindestens zwei entsprechend qualifizierte Professionelle erfolgen und aktiv übend gestaltet werden.

Abbildung und Text: C. Winkelmann

Physiotherapie im Bewegungsbad, Wasserspezifische Therapie, Water Specific Therapy, WST

Sofern die Bewegungen langsam und in Richtung der Auftriebskraft erfolgen, wird bis zu einer Winkelgeschwindigkeit von 60° pro Sekunde weniger Kraft als an Land (sog. Trockengymnastik) benötigt.

Bei höheren Geschwindigkeiten steigt der Kraftaufwand und übersteigt denjenigen von identischen Übungen an Land.

Das Wasser kann assistiv oder resistiv genutzt werden.

Im Wasser reduzieren sich propriozeptive Reize proportional zur Eintauchtiefe. Vorsicht beim Verlassen des Bewegungsbades.

Über Bewegungen im Wasser werden die Rezeptoren des exterozeptiven Systems vermehrt sensibilisiert.

Die Bewegungen verändern somit den afferenten Input des ZNS, was das motorische Lernen beeinflussen könnte.

Abbildung 4-20: Physiotherapie im Bewegungsbad, Wasser Spezifische Therapie, Water Specific Therapy, WST

Physiotherapie im Bewegungsbad ist eine spezielle Therapieform, bei der die Eigenschaften des Wassers bewusst für Trainingszwecke eingesetzt werden.

Wirkprinzipien sind mit der Immersion verbundene mechanische und thermische Reize und erwartete (physiologische) Reaktionen im Zusammenhang mit

- Auftrieb (nach archimedischem Prinzip verliert jeder Körper in Flüssigkeit so viel an Gewicht wie die von ihm verdrängte Wassermenge wiegt mit Wirkung auf Muskelkraft zur Gelenkbewegung),
- hydrostatischem Druck (Druck des Wassers auf in ihm befindlichen Körper mit Wirkung auf Gefäßsystem),
- Wärmeleitfähigkeit (mit Wirkung auf Gefäßsystem Vasodilatation, Vasokonstriktion und Stoffwechsel),
- Reibungswiderständen z. B. als
  - Turbulenzen,
  - Wellen,
  - Strömung,
  - Einsatz von Hilfsmitteln (Bälle, Bretter), Geschwindigkeit.

Die Steigerung erfolgt durch erhöhten Schwierigkeitsgrad der motorischen Kontrolle von geschlossenen zu offenen Ketten. Ebenso ist zu unterscheiden zwischen der Umsetzung aktiver Übungsaufträge und der Reaktion auf einen applizierten Reiz (z. B. durch Einsatz von Wellen).

Mit dem Auftrieb ist die scheinbare Gewichtsveränderung verbunden. Insbesondere Patient:innen mit Schmerzerkrankungen haben dadurch erstmals wieder die Möglichkeit zu schmerzfreier oder -armer Bewegung.

Ab einer Wassertiefe über dem 8. Brustwirbel überwiegt der Auftrieb. Arm und Kopfbewegungen dominieren den Gleichgewichtserhalt. Diese Tatsache spielt eine Rolle beim Verlassen des Bewegungsbades. Hier sind die Patient:innen besonders zu unterstützen.

Abbildung und Text: C. Winkelmann

Propriozeptive Neuromuskuläre Fazilitation, PNF

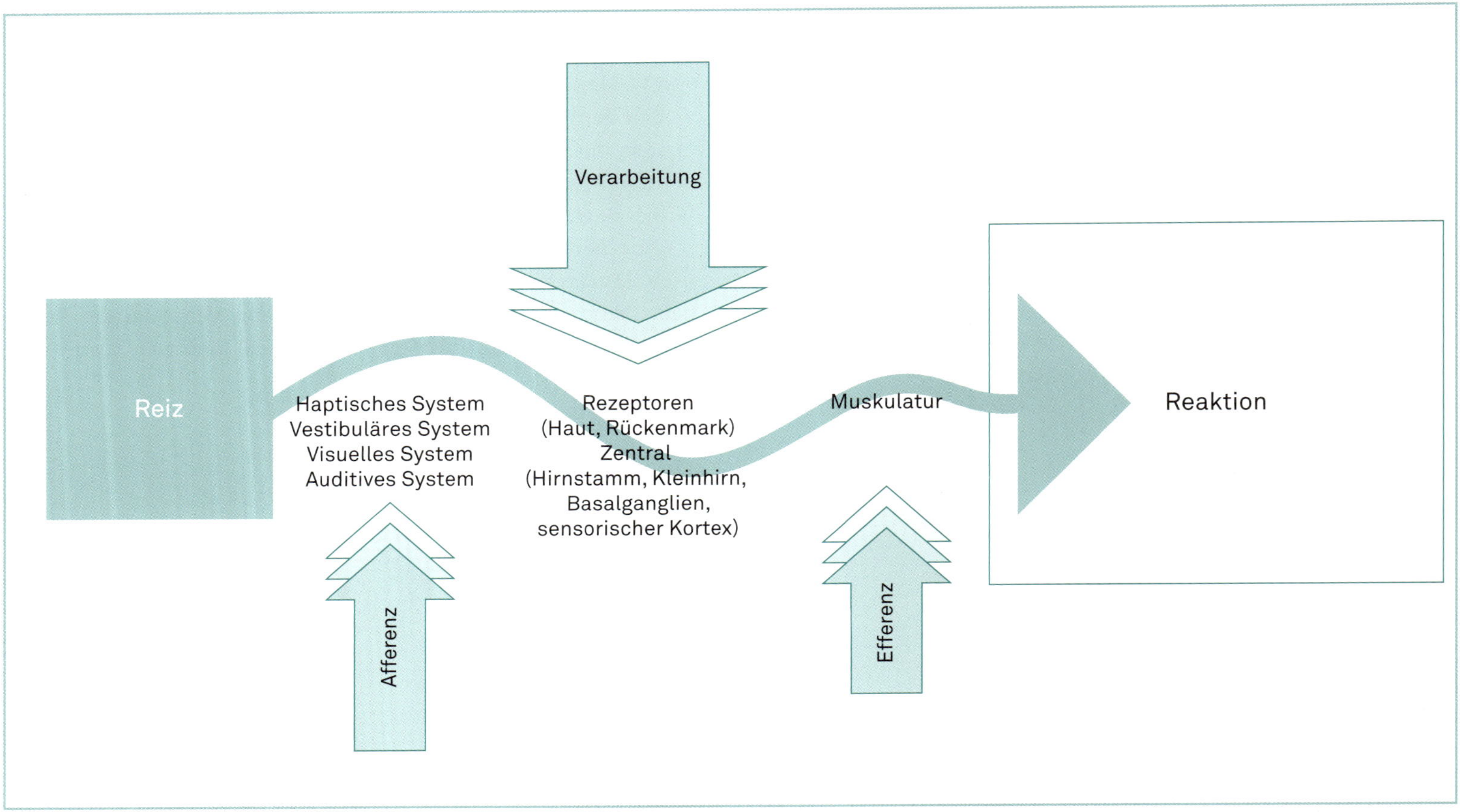

Abbildung 4-21: Propriozeptive Neuromuskuläre Fazilitation, PNF

Die Propriozeptive Neuromuskuläre Fazilitation (fachüblich nur „PNF") gehört zu den aktiven Techniken in der Physiotherapie, Ergotherapie und Logopädie. PNF nutzt die Propriozeption bzw. Tiefensensibilität (siehe Haptik, S. 36) der Patient:innen in Kombination mit spezieller Grifftechnik, Rotation, Zug, Druck sowie Kommando durch den Therapeuten.

Das Wirkprinzip sind mechanische Reize. Ziel ist es, die Rezeptoren, Nerven und Muskeln zu aktivieren, die für die Körper- und Gelenkstellung im Raum verantwortlich sind. Diese Rezeptoren befinden sich in Gelenken, Muskeln, Sehnen, Bindegewebe. Die vermehrte haptische Wahrnehmung (unbewusst) von eigener Bewegung, Gelenkstellung, Tonus, Haltung und Lage im Raum soll die Aktivierung der Muskulatur fördern, die für die jeweilige Bewegung verantwortlich ist (z. B. Gehen, Aufstehen, Gegenstand anheben). Aufgrund der Schmerzerkrankung kann diese Muskulatur inhibiert sein oder der Patient hat durch Ausweich- und Ersatzbewegungen unphysiologische Bewegungsmuster entwickelt. Im Rahmen der Therapie werden diese pathologischen Bewegungsmuster abgebaut und neue eingeübt. PNF wird mit diesem Ansatz bspw. angewendet beim Gangtraining, Arbeitsplatztraining oder auch in der Sportphysiotherapie.

Durch die muskuläre Aktivierung, Dehnreize und Gelenkexkursion hat PNF auch einen Drainageeffekt (z. B. Lymphdrainage, S. 158).

Die Inhalte und Anwendung des PNF-Konzeptes werden in speziellen Weiterbildungskursen vermittelt, die mit einer Zertifikatsprüfung abschließen.

Abbildung und Text: C. Winkelmann

Rationale Phytotherapie, Pflanzenheilkunde, pflanzliche Wirkstoffe

§

Gesetz „Cannabis als Medizin" in Deutschland

Cannabisarzneimittel sind
- Cannabis in Form von getrockneten Blüten oder Extrakten in standardisierter Qualität und
- Arzneimittel mit den Wirkstoffen Dronabinol oder Nabilon.

Rezeptpflicht und Kostenübernahme durch die gesetzliche Krankenversicherung, wenn
- es sich um eine schwerwiegende Erkrankung handelt.
- es keine Alternative zur Behandlung mit Cannabisarzneimitteln gibt oder die Alternative im Einzelfall und nach der begründeten Einschätzung des Arztes oder der Ärztin nicht zur Anwendung kommen kann.
- die Aussicht auf eine spürbare positive Beeinflussung auf den Krankheitsverlauf oder auf schwerwiegende Symptome besteht.
- die Patientin oder der Patient an einer anonymisierten Begleitforschung teilnimmt.

Sinnvoll als
- Therapie bei schwerwiegend Erkrankten und bei fehlender Therapiealternative.

Beispiele sind
- Schmerztherapie bei chronischen Erkrankungen,
- im Verlauf einer Krebsbehandlung mit Chemotherapie tritt schwere Appetitlosigkeit und Übelkeit auf.

Abbildung 4-22: Rationale Phytotherapie, Pflanzenheilkunde, pflanzliche Wirkstoffe

Bei der rationalen Phytotherapie werden Phytotherapeutika bzw. Phytopharmaka (Pflanzen, Pflanzenteile oder deren Zubereitung) zu therapeutischen Zwecken eingesetzt. Drogen sind getrocknete Pflanzenteile.

Das Prinzip ist die indizierte Anwendung von pflanzlichen Wirkstoffen gemäß Arzneimittelgesetz. Hiervon werden von Nahrungsergänzungsmitteln, die frei verkäuflich sind und von Patient:innen zur Eigenanwendung nach Rücksprache mit der behandelnden Ärztin genutzt werden können, abgegrenzt. Phytotherapeutika sind mit anderen therapeutischen Verfahren kombinierbar, z. B. Bäder mit Kiefernadel-Zusatz, Heublumen-Kompresse (siehe Hydrotherapie, S. 148).

Der Einsatz ist kritisch zu prüfen (siehe Kap. 3). Im Rahmen der Anamnese sind Allergien, Schwangerschaft, Stillzeit und im Rahmen der körperlichen Untersuchung bspw. offene Wunden zu erfassen und zu dokumentieren (siehe S. 84).

Schmerzlindernde Inhaltsstoffe kommen u. a. vor in

- Arnika als Tinktur oder Salbe zur äußerlichen Anwendung, wobei Hautallergien relativ häufig vorkommen.
- Beinwell als Pasten, Pflanzenpresssaft und Salben zur äußerlichen Anwendung auch in Verbindung mit Auflagen. Kontraindikationen sind Schwangerschaft und Stillzeit. Auch bei Kindern sollte Beinwell nicht angewendet werden. Beinwell ist nicht geeignet zur Daueranwendung.
- Brennnessel als Trockenextrakt, adjuvant bei rheumatischen Beschwerden zur inneren und äußerlichen Anwendung.
- Campher als Tinktur oder Salbe zur äußerlichen Anwendung.
- Fichtennadel-Öl als Tinktur oder Badezusatz.
- Gewürznelken in Tropfenform zur äußerlichen Anwendung als Betäubungsmittel, z. B. in der Zahnmedizin.
- Gingko zur oralen Einnahme, z. B. bei der peripheren arteriellen Verschlusskrankheit (PAVK).
- Pappelrinden und -blätter (Salicylate) als Tee.
- Paprikafrüchten, Cayenne-Pfeffer, Chili (Capsaicin) zur äußerlichen Anwendung. Wichtig ist, dass es zunächst zu einer Schmerzverstärkung kommt und erst nach längerer Anwendungsdauer zur Schmerzreduzierung. Es handelt sich um eine Langfristtherapie.
- Pfefferminz-Öl zur äußerlichen Anwendung auch in Kombination mit Massagetechniken z. B. bei Kopfschmerz.
- Rosmarinblätter als Salben, Cremes, Badezusatz, Spiritus zur äußerlichen Anwendung, insbesondere bei rheumatischen Erkrankungen.
- Senfsamen (weißer Senf) als Paste zur äußerlichen Anwendung (Auflagen, Umschläge);
- Teufelskrallenwurzel als Tee oder Kapsel.
- Weidenrinde (Salicin, verwandt mit Salizylsäure) als Tee.
- Weihrauch als standardisierter Trockenextrakt, adjuvant bei chronischer Polyarthritis.

Text: C. Winkelmann und A. Görgner

Sling-Exercise-Therapy, Redcord®-Therapie

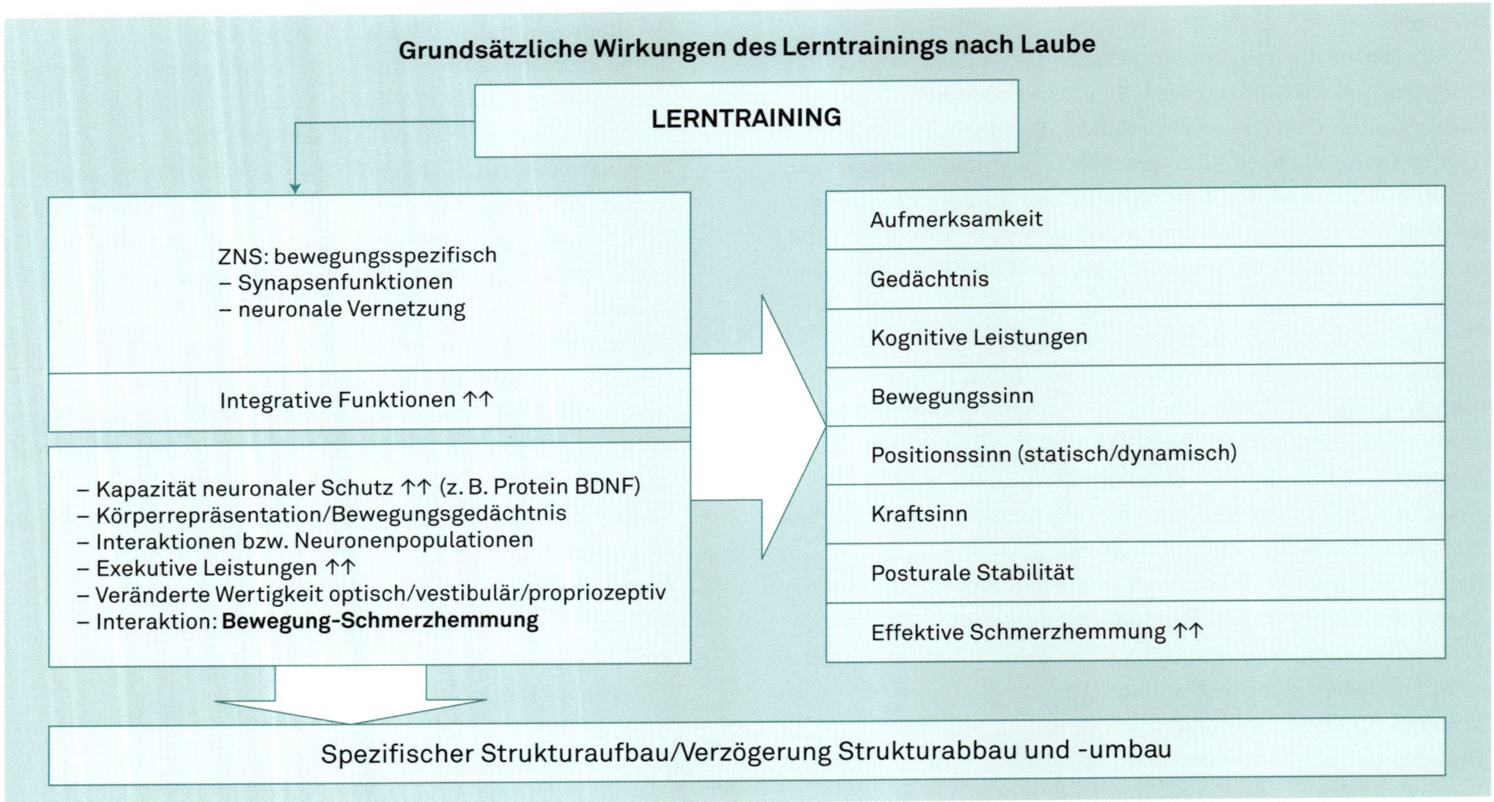

Abbildung 4-23: Sling-Exercise-Therapy, Redcord®-Therapie nach Laube (2020), S. 102.

Bei der Sling-Exercise-Therapy (kurz SET) handelt es sich um eine Ausdifferenzierung der Schlingentisch-Therapie. Das System wurde bereits in den 1990er Jahren in Norwegen unter dem Markennamen TerapiMaster® (später Redcord®) entwickelt.

Zur Grundausstattung gehört der redcord® Trainer mit einer Tragkraft von 200 kg. Dieses Trainingsgerät wird an der Decke befestigt. Innenliegend, nicht sichtbar sind Rollen verbaut, über die rote Seile (daher die Bezeichnung) mit Schlingen bzw. Schlaufen für Hände, Füße, obere und untere Extremität und Kopf geführt werden. Eine spezielle Technik ermöglicht die einfache, schnelle und sichere Einstellung der Seillänge bzw. Schlingenhöhe.

Das Wirkprinzip sind mechanische Reize. Aufgrund der beweglichen Seile müssen die Gelenke aktiv muskulär stabilisiert werden. Insbesondere geht es um die segmentale Stabilisation also das Aktivieren der autochthonen Muskulatur.

Der Schwierigkeitsgrad kann durch die Anwendung physikalischer Gesetze (z. B. Hebelgesetz) und Vibrationsimpulse verändert werden. Übungen sind in allen Ausgangsstellungen möglich.

Neben der Hands-off-Technik (es werden die Seile bzw. Schlaufen eingestellt und Übungsaufträge gegeben) können auch passive Mobilisationen (Hands-on-Techniken) durch die Abnahme des Eigengewichts angewendet werden.

Das Training kann einzeln oder in Gruppe erfolgen. Zudem besteht die Möglichkeit, die Übungen nach Anleitung zu Hause durchzuführen, wenn die Räumlichkeiten hierfür geeignet sind und das Gerät sicher installiert werden kann.

Der Einsatz und das Prinzip werden in speziellen Qualifizierungen vermittelt.

Text: C. Winkelmann

Spiegeltherapie

Beispiel für ein Übungsprogramm der Spiegeltherapie

1 Betrachten des Spiegelbildes

Startposition: Der Arm/Fuß liegt oder steht bequem auf dem Tisch/Boden und Sie betrachten konzentriert das Spiegelbild der gesunden Seite. Durch das „aktive Wahrnehmen“ wird das Spiegelbild als eigenes Körperteil angenommen. Die verdeckte Seite darf für Sie nicht sichtbar sein.

2 Aktives Bewegen des nicht-betroffenen Körperteils

Halten Sie eine einfache Position und beobachten Sie konzentriert die Hand/den Fuß. Danach bewegen Sie bitte aktiv die nicht betroffene Seite mit kleinen/einfachen Bewegungen (z. B. Hand zur Faust ballen oder Fuß kreisen). Als weitere Steigerung können größere/komplexere Bewegungen auf der nicht betroffenen Seite in unterschiedlichen Geschwindigkeiten ausgeführt werden. Langsamere Bewegungen können besser wahrgenommen werden und sollten am Anfang im Vordergrund stehen.

3 Leichte beidseitige Bewegungen

Symmetrische, beidseitige Bewegungen analog zu den Stufen 1 und 2 – von kleinen, einfachen und langsamen zu großen, komplexen und schnellen Bewegungen, mit und ohne Materialien.

4 Aktive Übung mit Therapiemitteln

Im weiteren Verlauf können unterschiedliche Materialien (Igelball, Handtuch, Pinsel, Mohn-, Linsenbad etc.) und vor allem Alltagsgegenstände (Stift, Besteck, Geld, Tabletten etc.) eingesetzt werden. Dabei können Sie aktiv den Gegenstand benutzen oder die Therapeutin berührt Sie damit, um Ihre Wahrnehmung zu schulen.

Abbildung 4-24: Spiegeltherapie

Die Spiegeltherapie zählt zu den aktiven Therapieverfahren und wird insbesondere bei Phantomschmerzen nach Amputation eingesetzt.

Das Prinzip baut auf den Erkenntnissen zur Plastizität des Gehirns auf (S. 40). In bestimmten Hirnregionen ist das Körperschema repräsentiert (Repräsentationsareale). Dort werden Reize aus den Körperregionen verarbeitet. Bei Störungen, z. B. Amputation, chronischen Schulterschmerzen, Taubheit, CRPS (S. 28), können sich die Repräsentationsareale verändern und nachweislich schrumpfen und umgekehrt.

In der Spiegeltherapie wird mit der nicht betroffenen Extremität gearbeitet. Diese ist vom Patienten in einem gut platzierten Spiegel zu erkennen. Dabei wird ein Spiegel so in der Körpermitte platziert, dass nur die nicht betroffene Extremität vom Patienten einsehbar ist. Erfolgen nun Bewegungen mit der nicht betroffenen Extremität (z. B. Manipulieren eines Löffels, eines Stiftes oder Fußbewegung), wirkt dies durch das Spiegelbild auf das Hirnareal der betroffenen Seite.

Diese Therapieform erfordert ein hohes Maß an Aufmerksamkeit und Konzentrationsfähigkeit, weshalb die Übungssequenzen maximal 45 Minuten pro Tag betragen sollten. Darüber hinaus kann es zu emotionalen Reaktionen kommen (in Form von Tränenfluss oder Unsicherheitsgefühl). Die Effekte sind in Studien belegt, allerdings werden hohe Anforderungen an die Ausdauer und Disziplin gestellt.

Dieses spezielle Training kann nach Anleitung im Rahmen der Physio-, Ergo- oder Medizinischen Trainingstherapie (S. 164) und bei entsprechender Ausstattung zu Hause vom Patienten selbst umgesetzt werden.

Abbildung und Text: C. Winkelmann

Training der Aktivitäten des täglichen Lebens (ATL) im Rahmen der Ergotherapie

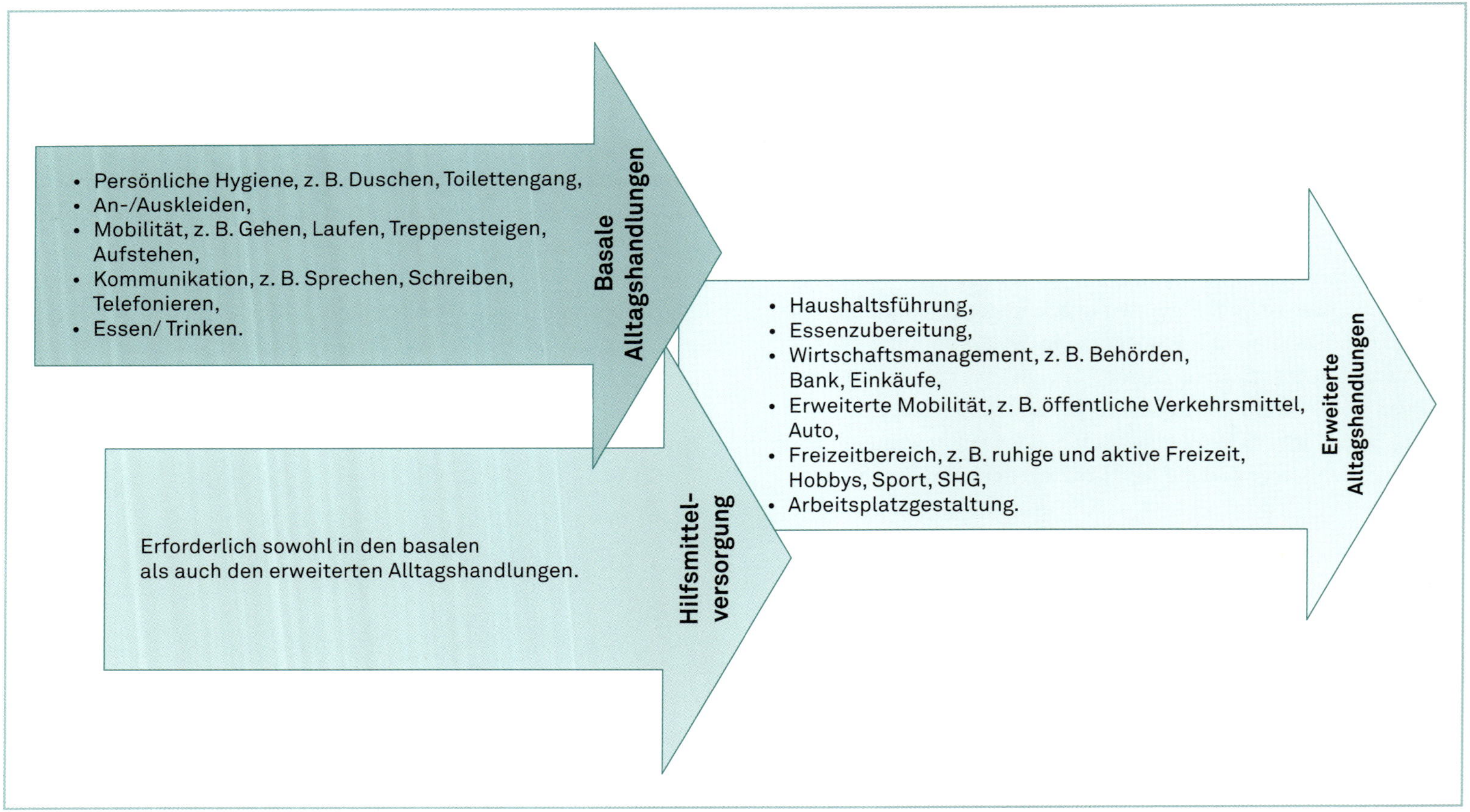

Abbildung 4-25: Training der Aktivitäten des täglichen Lebens (ATL) im Rahmen der Ergotherapie

Das Training der Aktivitäten des täglichen Lebens (ATL) bzw. Activities of Daily Living (ADL) basiert auf wiederkehrenden Tätigkeiten zur Bedürfnisbefriedigung. Durch die Schmerzerkrankung, durch körperliche, kognitive und psychische Veränderungen können diese Aktivitäten schwer oder nicht mehr ausgeführt werden und verhindern in der Folge bspw. die Selbstversorgung und Teilhabe an sozialen Interaktionen.

Das Prinzip ist ein ganzheitlicher, ressourcenorientierter, klient:innenzentrierter und handlungsorientierter Ansatz. Zunächst wird im Rahmen der Befunderhebung (siehe Kap. 2) gemeinsam (mit dem Patienten, mit Angehörigen und im Team) identifiziert, welche Bedürfnisse des persönlichen, familiären, beruflichen und sozialen Alltags und damit zusammenhängende Tätigkeiten von größter Wichtigkeit sind. Die Tätigkeiten werden analysiert und dahingehende Ressourcen des Klienten identifiziert. Darauf baut der Therapieplan auf.

Die Aktivitäten sind von einfach bis komplex steigerbar. Dazu gehören Körperpflege-Training, Anziehtraining, Essenszubereitung (Apfelschälen bis Kuchenbacken) und -einnahme, Haushaltstätigkeiten, Berufstätigkeiten (Heben, Tragen etc.), Ein- und Ausstiegstraining, Benutzung des öffentlichen Nahverkehrs. Das Training wird demnach in der Praxis und Klinik mit entsprechender Ausstattung (Werkstatt, Therapieküche, Patientenbad und im realen Umfeld (dazu zählen auch Hausbesuche) durchgeführt. Dabei spielt die Hilfsmittelberatung (Edukation, S. 168) ebenso eine Rolle wie das Hilfsmitteltraining selbst (z. B. Griffverstärkung für Küchenutensilien, 3. Hand).

Die Zusammenarbeit mit weiteren Berufsgruppen, z. B. Pflege, Physiotherapie, Orthopädietechnik und Sanitätshaus, ist für den Erfolg essenziell.

Abbildung und Text: C. Winkelmann

5 Prüfung und Evaluation

Parallel zur Umsetzung von ausgewählten Therapiemaßnahmen erfolgt die Verlaufskontrolle. Das Prüfen der Wirksamkeit ist damit ein wesentlicher Baustein im Schmerzmanagement (Abbildung 5-0). „Parallel" bedeutet, dass die Patient:innen und Klient:innen z. B. im ambulanten Setting jederzeit (also auch außerplanmäßig) Rücksprache mit den Behandler:innen nehmen können oder planmäßig z. B. ein Tagebuch (S. 90) führen, per Videosprechstunde (DiGA (S. 136); Winkelmann & Helmer-Denzel, 2022) im Austausch sind oder zu Beginn und am Ende des Therapietermins oder der Therapieserie (S. 94) befragt werden. Im stationären Setting findet dieser u. a. als planmäßiger Austausch in Form von täglichen Visiten (IMMST, S. 150), als wöchentliche Teambesprechung (S. 122) oder als interdisziplinäre Schmerzkonferenz (S. 114) statt.

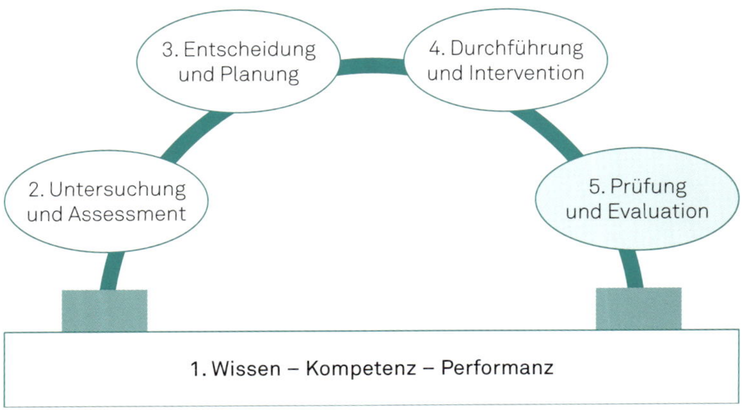

Abbildung 5-0: Prüfung und Evaluation im Gesundheitsversorgungsprozess.

Bei der Frage nach Therapieerfolg geht es um die Soll-Ist-Bestimmung und die Fortschritts-Bewertung. Damit sind alle im Kapitel 3 eingesetzten Erhebungsinstrumente und Assessments für die nun anstehenden Entscheidungsprozesse geeignet (siehe Kap. 3). Es geht in dieser Phase der Prüfung und Evaluation um den Wirksamkeitsnachweis und den Transfer von Erkenntnissen auf die individuelle Patient:innenversorgung und darüber hinaus auf das Schmerzmanagement insgesamt. Damit verbunden sind Aspekte von Evidenz (S. 192), die in Leitlinien (S. 194) mit entsprechenden Empfehlungsgraden (S. 190) eine Orientierung für die Berufsangehörigen sowie für die Patient:innen bietet. Zudem findet die Multiplikation von Erkenntnissen im Rahmen von Qualifikationen (S. 198), Kongressen und Konferenzen statt. Aus der Diskussion im Team (Winkelmann & Helmer-Denzel, 2021) und im Netzwerk entstehen wiederum Ansätze für Erhebungsinstrumentarien, Maßnahmen, Forschungsprojekte, Lehre und Klassifikations- sowie Abrechnungssysteme.

Damit schließt sich der Bogen zur Basis für das Schmerzmanagement (siehe Kap. 1), die dynamisch veränderbar sein muss, ohne beliebig zu sein. Schutzziele, Gesetzgebung (z. B. SGB V, § 12, Wirtschaftlichkeitsgebot) und die Einigung auf wissenschaftlich-fundierte Lehre und Gesundheitsversorgung entsprechen diesem Erfordernis. Die Klammer bildet das interne und externe Qualitätsmanagement (Winkelmann & Rogalski, 2021).

Abbildung und Text: C. Winkelmann

5.1 Übersicht der Aspekte

Adhärenz, Adherence to therapy

Gründe der Adhärenzminderung sind

- geringes Gesundheitsverständnis, fehlende soziale Unterstützung, hohe Arzneimittelkosten,
- Komplexität des Therapieplans, Nebenwirkungen,
- körperliche Beeinträchtigung (z.B. von Kognition, Sehvermögen, Fingerfertigkeit), psychologisches Verhalten, jüngeres Alter,
- asymptomatische chronische Krankheit, psychische Störungen, z. B. Depression,
- schlechtes Vertrauensverhältnis zur Patientin/zum Patienten, schlechte Kommunikation, fehlender Zugang zur Gesundheitsversorgung, Mangel an Kontinuität der Pflege.

Diesbezügliche Lösungsansätze sind

- eine hohe Selbstwirksamkeit der Patient:innen und
- die gemeinsame Formulierung von konkreten Therapiezielen bei der Umsetzung des Therapieplans.

Viele Patient:innen benötigen, um ihr Gesundheitsverhalten langfristig zu ändern, Unterstützung in Form von:

1) Selbstvertrauen stärken

Ob und inwieweit sich eine Person zutraut, eine anstrengende Behandlung auch bei Schwierigkeiten durchhalten zu können, bestimmt maßgeblich über den Behandlungserfolg. Eine positive Einschätzung über die eigenen Kompetenzen bezogen auf ein bestimmtes Verhalten, die sogenannte Selbstwirksamkeit, ist Voraussetzung für eine konsequente Umsetzung von Therapieplänen.

Die Selbstwirksamkeitserwartungen von Patientinnen und Patienten sind positiv beeinflussbar durch:

- positive Erfahrung der Betroffenen oder anderer Personen,
- verbale Überzeugung,
- physiologische Zustände wie angenehme bzw. unangenehme Körperempfindungen.

2) Handlung planen

Häufig nehmen sich Menschen zwar bestimmte Verhaltensweisen vor, können sie dann aber nicht in die Tat umsetzen. Die Formulierung von konkreten Handlungsplänen und „smarten" Therapiezielen zusammen mit der Patientin hilft bei der Umsetzung des Therapieplans. Wenn sich Patient:innen bewusst für Therapiemaßnahmen entschieden haben, übernehmen sie eher Mitverantwortung für die Behandlung. Fremdverordnete Maßnahmen geraten schneller in Vergessenheit.

3) Überzeugungen berücksichtigen

Eine Auseinandersetzung mit den Überzeugungen und dem Wissen über die Krankheit einer Patientin ist zielführend. Sachlich falsche Annahmen oder problematische Überzeugungen können so korrigiert werden.

4) Wenig hilfreich: Angst machen

Furchtappelle, wie z. B. Drohszenarien, Horrorszenarien, Bilder auf Zigarettenschachteln, erzielen eher kurzfristige Effekte. Sie können auch zum Herunterspielen des Risikos oder zu Widerstand führen. Langfristig ist eine Risikokonfrontation nur hilfreich, wenn man gleichzeitig die Bewältigungskompetenzen der Betroffenen stärkt.

Kasten 5-1: Adhärenz, Adherence to therapy

Mit Adhärenz ist das individuelle Ausmaß gemeint, mit dem der einzelne Patient den gemeinsam mit dem Behandler vereinbarten Therapieplan realisiert. Grundsätzlich wird davon ausgegangen, dass die Mitwirkung und intrinsische Motivation des Patienten den Therapieerfolg bestimmt.

Das Prinzip ist, dass das Patientenverhalten mit den Empfehlungen der Behandler:innen übereinstimmt bzw. wie viel und ggf. in welchem Bereich es konkret davon abweicht.

Im Gegensatz zur Compliance (S. 188), bei der es darum geht, dass sich der Patient zum Erreichen des Therapieziels an die ärztliche Verordnung, den Medikamentenplan oder das physiotherapeutische Hausübungsprogramm etc. halten muss und quasi eine passive Rolle einnimmt, geht es bei der Adhärenz um den Patienten als aktiven Partner im Behandlungsprozess. Die Idee ist, dass Behandler:in und Patient:in auf Augenhöhe interagieren. Das bedeutet, dass Behandler:in und Patient:in für den Therapieerfolg erforderlich sind. Der Patient ist in dieser Beziehung der Experte seiner Erkrankung.

Im Entscheidungsprozess suchen beide Partner nach der größtmöglichen Schnittmenge. Ziel ist die Stabilisierung des Patienten. Er kann seine aktive Rolle wahrnehmen, weil er als mündig betrachtet wird, was mögliche Ambivalenzen einschließt. Das heißt für das Behandler:innenteam, dass die Entscheidungen des Patienten respektiert, akzeptiert und ausgehalten werden müssen.

Verfahren zur Messung der Adhärenz sind bspw.

- das Bestimmen des Medikamentenspiegels (Medikamente, S. 162),
- das elektronische Monitoring (DiGA, S. 136) oder
- das Führen des Schmerztagebuchs (S. 90).

Es ist belegt, dass die Adhärenz im Behandlungsverlauf sinkt und besonders gering bei Menschen mit chronischen Erkrankungen ist.

Kasten und Text: C. Winkelmann

Compliance, Therapietreue

Definition der Weltgesundheitsorganisation (WHO) von Faktoren, die Compliance beeinflussen.		
Lfd.Nr.	**Faktoren**	**Beispiel**
01	Individuelle	Information des Patienten, aber auch Vergesslichkeit
02	Sozioökonomische	Bildung, Wohlstand
03	Krankheitsbedingte	Psychische Erkrankungen
04	Therapiebedingte	Nebenwirkungen
05	Systembedingte	Kostenübernahme, Behandlungsmöglichkeiten

Tabelle 5-1: Compliance, Therapietreue

Unter Compliance (auch Therapietreue) wird im Gesundheitskontext das Einsehen, das Einverstanden-Sein, die Kooperationsbereitschaft sowie die intrinsische Motivation der Patient:innen und Klient:innen zum aktiven Mitwirken im Gesundheitsversorgungsprozess verstanden. Die Compliance bezieht sich demnach sowohl auf die Befunderhebung, Gesundheitskompetenz, Entscheidungsfindung sowie die Therapie selbst. Compliance trägt damit zum Therapieerfolg bei.

Das Prinzip ist, dass Patient:innen auf Basis von optimal aufbereiteten Informationen eine entsprechende Compliance entwickeln. Es kann davon ausgegangen werden, dass durch Kenntnisse zu Chancen und Risiken, zum Ablauf, zu Ursachen und Wirkung die Motivation erhöht wird, sich an die gemeinsam getroffene Entscheidung (S. 116) hinsichtlich der Interventionen sowie des Therapieplans gebunden zu fühlen. Damit wachsen die Bedeutung und der Anspruch einerseits an das Aufklärungs- und Informationsgespräch sowie die Stärkung der Gesundheitskompetenz (z.B. Beratung, Schulungsprogramme) und andererseits an SHG (S. 120). Gleichzeitig ist damit verbunden, dass die Gütekriterien wissenschaftlichen Handelns (S. 200) sowie der interdisziplinären Zusammenarbeit von den Berufsangehörigen umgesetzt werden.

Es gibt verschiedene Ursachen für Non-Compliance, wie z. B.
- unzureichende Einsicht,
- unzureichende Disziplin, insbesondere bei großer Umstellung des Lebensstils, Essgewohnheiten etc.,
- Bequemlichkeit,
- Vergesslichkeit,
- Sorge vor Nebenwirkungen,
- mit der Diagnostik und/oder Therapie anfallende Kosten,
- hoher zeitlicher Aufwand,
- extrem divergente Informationen von Berufsangehörigen,
- anderslautende Informationen in der Familie, im Freundes-, Bekanntenkreis, im Internet, auf Social Media.

DiGA (S. 136) können einen positiven Beitrag zur Compliance der Patient:innen leisten.

Tabelle und Text: C. Winkelmann

Empfehlungsgrad

Symbol	Beschreibung	Formulierung
⇑⇑	Starke Empfehlung	Wir empfehlen/Wir empfehlen nicht
⇑	Bedingte Empfehlung	Wir schlagen vor/Wir schlagen vor, dass … nicht

Symbol	Empfehlungsgrad	Beschreibung	Formulierung
⇑⇑	**A**	Starke Empfehlung	soll/soll nicht
⇑	**B**	Empfehlung	sollte/sollte nicht
⇔	**0**	Empfehlung offen	kann erwogen werden/kann verzichtet werden

Tabelle 5-2: Empfehlungsgrad: Es existieren verschiedene Schemata zur Graduierung von Empfehlungen. Wesentlich ist, dass die Formulierung zum Grad passen muss. Untersuchungen zur Nutzung von Leitlinien zeigen sowohl bei Anwender:innen als auch bei den Entwickler:innen, dass negative Empfehlungen verbindlicher wahrgenommen werden als positive.

Ein Empfehlungsgrad ist ein Vorschlag, der systematisch von Expert:innen auf Basis der aktuell verfügbaren Evidenz (S. 192) zum sinnvollen Einsatz diagnostischer und therapeutischer Verfahren im Zusammenhang mit einer Erkrankung erarbeitet wurde. Der Empfehlungsgrad ist wesentlicher Teil von Leitlinien (S. 194).

Das Prinzip ist, dass die Empfehlungen eindeutig und spezifisch formuliert werden und handlungsleitend sind. Dabei sollen Alternativen bewertet und alle Interessent:innen (Behandlungsteam, Patient:innen, Angehörige, Krankenversicherung etc.) umfassend informiert werden. Umfassend meint dabei fachinhaltliche Aspekte, aber auch die Barrierefreiheit oder Wortwahl.

Unter Berücksichtigung des medizinischen Nutzens, der Risiken und Nebenwirkungen (z.B. Strahlenbelastung) gibt es eine Abstufung in Empfehlungsgrade. Es existieren verschiedene Stufungssysteme (zweistufig, dreistufig), wobei bisher keine Überlegenheit des einen oder anderen Systems nachgewiesen werden konnte.

Wesentlich für die praktische Nutzung ist, dass die Definition der Empfehlungsgrade bekannt und die Bedeutung klar ist sowie die Empfehlung in der individuellen Situation nach den Prinzipien der Indikationsstellung, Beratung, Präferenzermittlung und partizipativen Entscheidungsfindung (S. 116) geprüft wird.

Tabelle und Text: C. Winkelmann

Evidenz, zirkuläre Evidenz

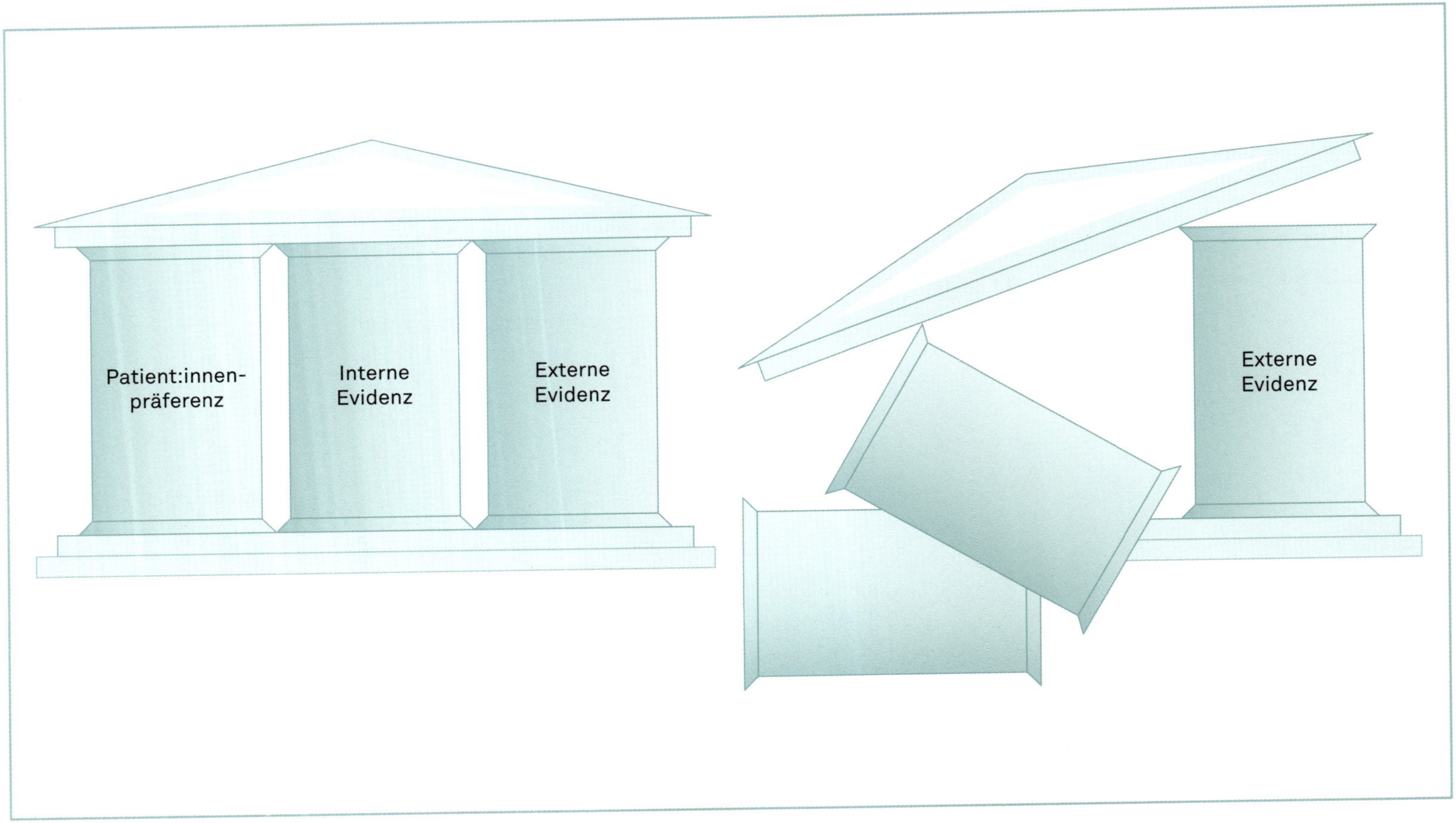

Abbildung 5-1: Evidenz, zirkuläre Evidenz

Unter Evidenz wird im Zusammenhang mit der Gesundheitsversorgung die bewusste, ausdrückliche und wohlüberlegte Verwendung der jeweils besten, verfügbaren Informationen zur Entscheidungsfindung (siehe Kap. 3) verstanden. Dieser Ansatz schließt sich weder für den individuellen Fall noch für patientengruppenbezogene Standards (Leitlinien, S. 194) aus.

Das Prinzip ist, dass die Gesundheitsversorgung evidenzbasiert erfolgt.

Evidenzbasierte Gesundheitsversorgung stützt sich nach Sackett auf drei gleichwertige Säulen, d.h., keine der Säulen dominiert:

- Die Erfahrung der Berufsangehörigen bezogen auf die Versorgung der speziellen Klientel unter Berücksichtigung bio-psycho-sozialer Aspekte der Schmerzerkrankung. Diese Erfahrung wird als individuelle klinische Expertise oder interne Evidenz bezeichnet.
- Die individuellen Normen, Werte, Bedürfnisse und Wünsche der Patient:innen, die ebenfalls im Zusammenhang mit der Komplexität der Schmerzerkrankung stehen und auch auf Erfahrungen sowie der Gesundheitskompetenz beruhen. Diese Säule wird als Patientenpräferenz bezeichnet und der Bedeutung u.a. in der gesetzlich verankerten Selbsthilfe unterstrichen.
- Der aktuelle Stand der klinischen Forschung, da es sich in der Gesundheitsversorgung um Angewandte Wissenschaften respektive patientenorientierte Forschung neben Grundlagenforschung handelt. Dabei gelten in Abhängigkeit von der Forschungsfrage unterschiedliche Studiendesigns als Best Practice. Diese Säule wird als externe Evidenz bezeichnet.

Die Hierarchisierung von Studiendesigns und insbesondere die Überlegenheit, auch als Goldstandard bezeichnet, von RCT (randomized clinical trial) ist heute dem Modell der zirkulären Evidenz gewichen.

Abbildung und Text: C. Winkelmann

Leitlinien, AWMF-Leitlinien, Medizinische Leitlinien

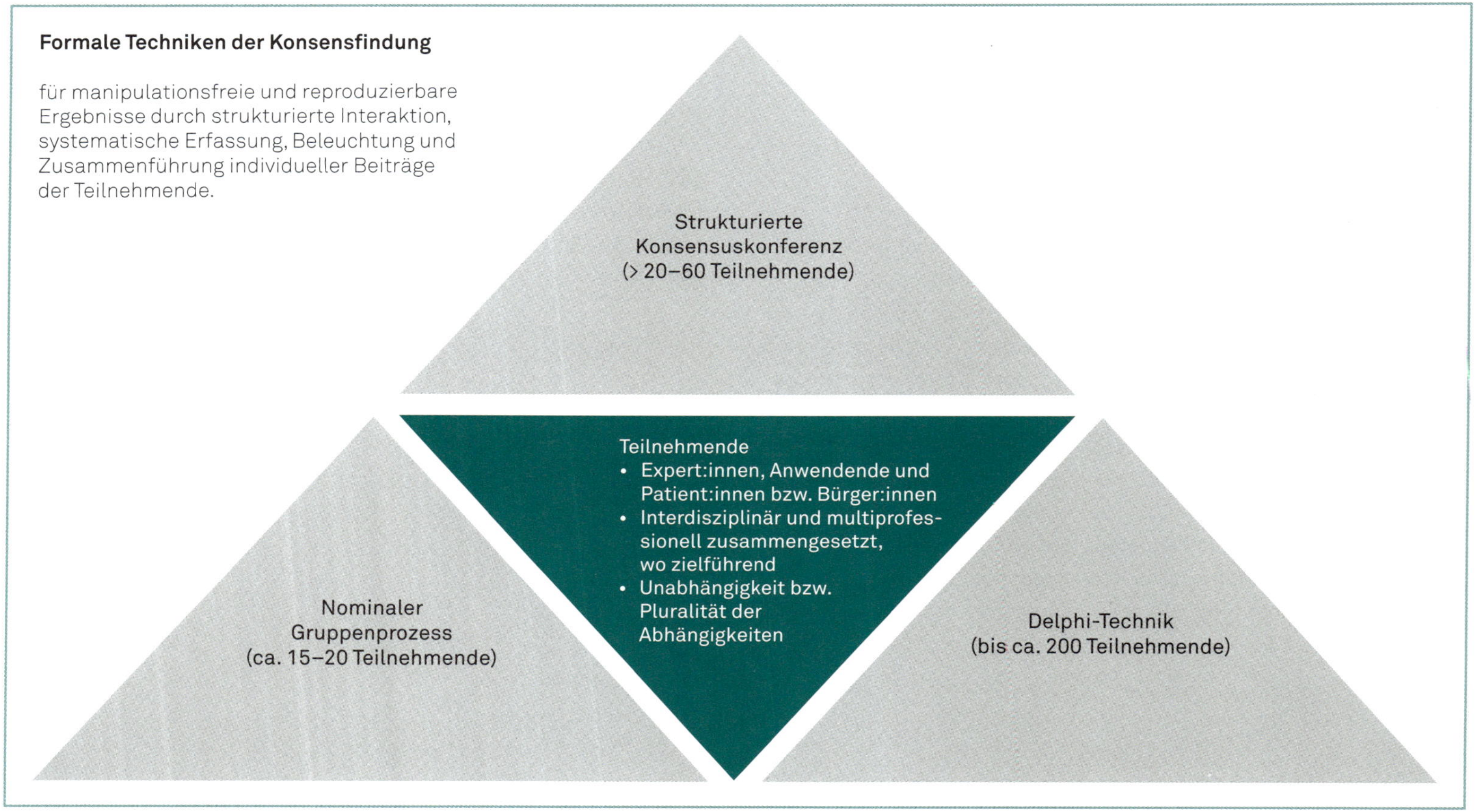

Abbildung 5-2: Leitlinien, AWMF-Leitlinien, Medizinische Leitlinien

Bei Leitlinien (vgl. auch Winkelmann & Rogalski, 2021), i.d.R. der Arbeitsgemeinschaft der Wissenschaftlichen Medizinischen Fachgesellschaften e.V. (AWMF), in dem 180 wissenschaftliche Fachgesellschaften sowie drei assoziierte Gesellschaften aus allen medizinischen Fachbereichen vertreten sind, handelt es sich um systematisch entwickelte Feststellungen (sogenannte statements), die Entscheidungen von Kliniker:innen und Patient:innen (siehe Kap. 3.) bei der angemessenen Gesundheitsversorgung in spezifischen klinischen Fragestellungen (sogenannte situations) unterstützen.

Das Prinzip ist, dass in einem systematischen Entwicklungsprozess auf der Basis klinischer Studien Empfehlungen gegeben werden, welche diagnostischen und therapeutischen Interventionen bei einer bestimmten Erkrankung im Hinblick auf deren nachgewiesenen Nutzen durchgeführt werden sollten bzw. nicht durchgeführt werden sollten.

Die AWMF-Leitlinien werden von der jeweiligen Fachgesellschaft herausgegeben und liegen zum Teil auch als Patient:inneninformation aufbereitet vor.

Leitlinien zielen auf die effektive und effiziente Gesundheitsversorgung ab. Sie sind im Gegensatz zu Richtlinien nicht verbindlich. Der Einzelfall gibt vor, welche konkrete Therapie realisiert wird. Leitlinien können Therapieerfolge nicht garantieren, aber Informationen zu den Grundlagen von diagnostischen Interventionen (z.B. Einsatz valider Assessmentverfahren) sowie therapeutischer Interventionen (z.B. multikausale Therapie, Arzneimittel) bereitstellen. Die im Entwicklungsprozess recherchierten Publikationen werden in Evidenzklassen (Evidenz, S. 192) unterteilt.

Abbildung und Text: C. Winkelmann

Patient Reported Outcome Measure (PROM), PROMs

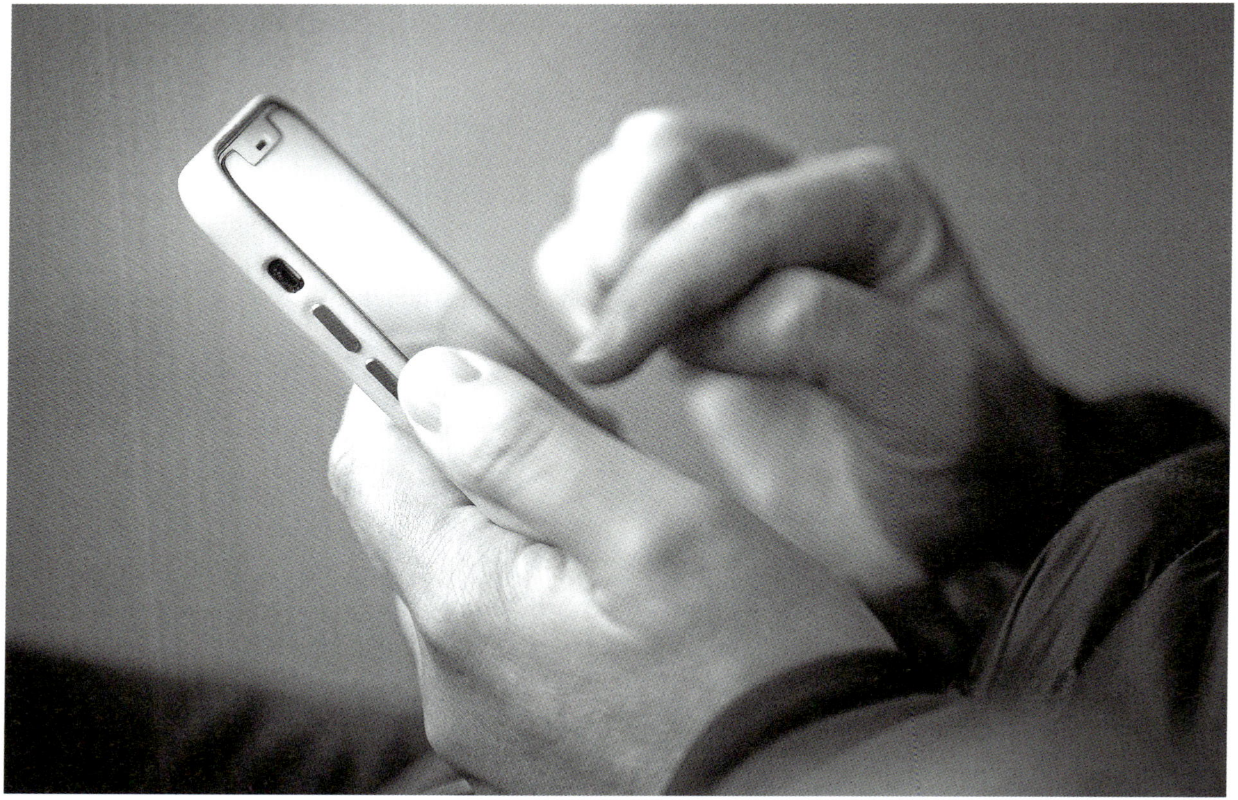

Abbildung 5-3: Patient Reported Outcome Measure (PROM), PROMs; Bild: Getty Images

Patient Reported Outcome Measure (PROM), auch Patient Reported Outcome Measures (PROMs), ist das systematische Erheben der Patient:innenperspektive zum Gesundheitszustand und Behandlungserfolg, um die Qualität der individuellen sowie der allgemeinen Gesundheitsversorgung zu optimieren.

PROMs sind demnach Teile des Qualitätsmanagements, die das Ziel haben, die Eindrücke der direkten Zielgruppe des Schmerzmanagements mess- und vergleichbar zu machen, um daraus im Sinne der kontinuierlichen Verbesserung Ableitungen zu treffen. Aber auch für Abrechnungssysteme spielen PROMs eine Rolle. Die Zufriedenheit der Patient:innen spiegelt den Ansatz des bio-psycho-sozialen Modells und die Komplexität der Schmerzerkrankung wider.

Das Prinzip ist die individuelle Dokumentation des Gesundheitszustandes der Patient:innen auf Basis ihrer Selbsteinschätzung, die bewusst ohne den Einfluss des Behandlungsteams erfolgen soll. Patient:innen halten ihren wahrgenommenen Gesundheitszustand während des Behandlungsverlaufs (z.B. Aufenthalt Schmerz-Reha, S. 58; Teilnahme IMMST, S. 150) oder auch zum Abschluss der Behandlung strukturiert fest. Dabei beantworten Patient:innen auf freiwilliger Basis, papierbasiert oder online (DiGA, S. 136), z.B. Fragen nach dem Grad ihrer Schmerzen, ihrer körperlichen und seelischen Belastbarkeit, möglichen Einschränkungen in der Mobilität, zum Schlaf und wie die verordneten Medikamente vertragen werden. Die erhobenen Daten dienen ebenfalls dazu, die Arzt-Patient:innen-Gespräche optimal vorzubereiten und zu evaluieren.

In Deutschland gibt es aktuell Einzelinitiativen zur Anwendung von PROMs, allerdings noch keine formelle Verankerung im Gesundheitssystem.

Text: C. Winkelmann

Qualitätssicherung, Qualitätsmanagement, Qualitätssicherungsvereinbarung

Auszug Qualitätssicherungsvereinbarung Schmerztherapie

§ 7 Dokumentation

(1) Jeder Behandlungsfall muss mit folgenden Angaben, einschließlich Schmerzanamnese und Behandlungsverlauf, standardisiert dokumentiert sein:

- Eingangserhebung mittels von den Fachgesellschaften konsentierten Schmerzfragebogen
- Art, Schwere und Ursache der zu Grunde liegenden Erkrankung und der bestehenden Komorbiditäten
- Zeitdauer des Schmerzleidens mit Angabe des Chronifizierungsstadiums
- Psychosomatische bzw. psychopathologische Auswirkungen und Behandlungsverlauf
- Therapeutische Maßnahmen
- Kontrolle des Verlaufes mittels von den Fachgesellschaften konsentierten

Dokumentationsinstrumente

Anerkannte, evaluierte Materialien für eine standardisierte Dokumentation entsprechend den Anforderungen liegen von verschiedenen Fachgesellschaften vor. Für eine elektronische Dokumentation werden aktuell folgende Programme angeboten:

- QUAST®
- PainSoft®
- iDocLive®
- painDETECT®.

Abbildung 5-4: Qualitätssicherung, Qualitätsmanagement, Qualitätssicherungsvereinbarung

Prinzipiell haben alle Leistungserbringenden die Ergebnisqualität auf Basis von Struktur- und Prozessqualität abzusichern. Speziell qualifizierte Ärzt:innen (S. 50) können im Rahmen der Versorgung gesetzlich krankenversicherter Schmerzpatient:innen an der Qualitätssicherungsvereinbarung Schmerztherapie gemäß § 135 Abs. 2 SGB V teilnehmen.

Das Prinzip ist, dass aufgrund der vereinbarten Qualitätskriterien, wie Qualifikation, fachliche Befähigung, Einrichtungsstruktur mit räumlicher und apparativer Ausstattung, Anamnese- und Assessment-Standard, Nachweis interdisziplinärer Schmerzkonferenzen (S. 114), Limitationen der Fallzahlen, Dokumentation, zusätzliche Leistungen zur Versorgung von chronischen Schmerzpatient:innen abgerechnet werden können.

Die Vereinbarung gilt für folgende Patient:innengruppen:

1. Chronisch schmerzkranke Patient:innen, bei denen der Schmerz seine Leit- und Warnfunktion verloren und einen eigenständigen Krankheitswert erlangt hat. Diese Verselbstständigung des Schmerzleidens führt zu psychopathologischen Veränderungen. Der Schmerz wird für diese Patient:innen zum Mittelpunkt ihres Denkens und Verhaltens.
2. Chronisch schmerzkranke Patient:innen, bei denen der Schmerz zu einem beherrschenden Krankheitssymptom geworden ist (z. B. bei einem inkurablen Grundleiden).

Die Deutsche Schmerzgesellschaft hat mit dem Projekt Kerndokumentation und Qualitätssicherung in der Schmerztherapie (KEDOQ-Schmerz) das Ziel einer einheitlichen Dokumentation demografischer, klinischer und Outcome-Daten. Damit soll die Grundlage zu einer in- und externen Qualitätssicherung bei der Versorgung chronischer Schmerzen geschaffen werden.

Abbildung und Text: C. Winkelmann

Wissenschaftliches Arbeiten, Wissenschaftliche Denk- und Handlungsweise

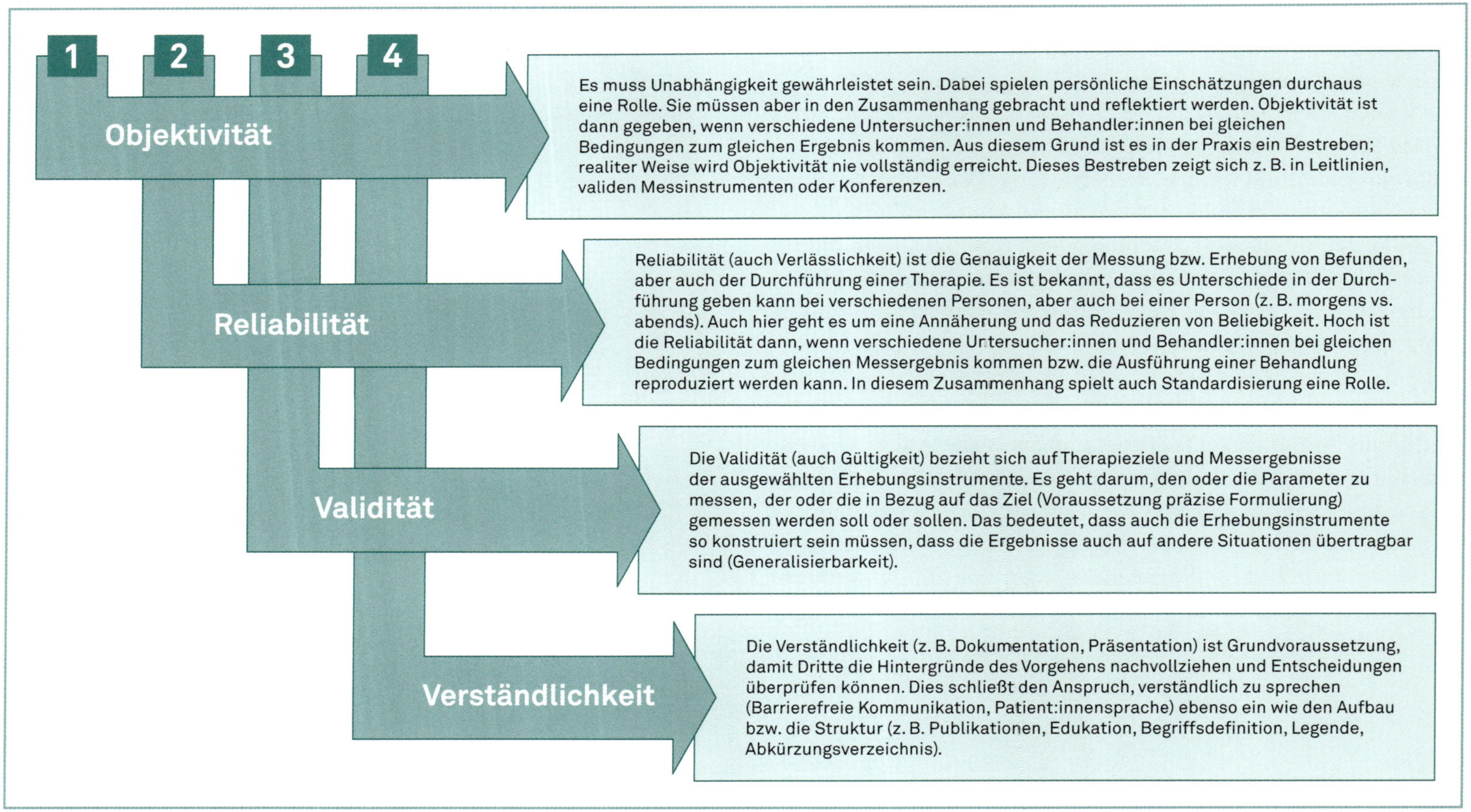

Abbildung 5-5: Wissenschaftliches Arbeiten, Wissenschaftliche Denk- und Handlungsweise

Wissenschaftliches Arbeiten wird häufig mit dem Anfertigen einer Abschlussarbeit (Bachelor-, Masterarbeit, Dissertation) verbunden. Tatsächlich ist wissenschaftliches Arbeiten weder auf die Forschung noch auf die akademische Ausbildung begrenzt. Ebenso sind Forschung und akademische Ausbildung eben kein Selbstzweck. Vielmehr dienen sie in diesem Kontext der optimalen Versorgung von Patient:innen mit Schmerzen.

Wissenschaftliches Arbeiten ist demnach eine Haltung (Fähigkeit, intrinsische Motivation) und die Fertigkeit zur Anwendung definierter Grundsätze, insbesondere in der Gesundheitsversorgung.

Das Prinzip ist, Rahmenbedingungen zu beachten, nach denen die Gesundheitsversorgung erfolgt und zwar unabhängig vom Setting oder der Profession. Solche Rahmenbedingungen stehen als Codex national und international zur Verfügung. Es ist eine Vereinbarung auf ein weitgehend objektives Handeln, auf Nachvollziehbarkeit des Handelns, auf Teilen von Studienergebnissen und Erkenntnissen in der Praxis oder auf Vergleichbarkeit, um nur eine Auswahl der Gütekriterien zu nennen.

Übergeordnetes Ziel ist der Schutz der Patient:innen. Diesem Ziel dienen u.a. Testgüte, Normen, Wirksamkeitsnachweise, Qualitätsmarker, curriculare Verankerungen.

Als Gütekriterien bzw. Qualitätsmarker gelten u.a.

- Objektivität,
- interne und externe Validität,
- Inter- und Intrarater-Reliabilität,
- Nachvollziehbarkeit,
- Überprüfbarkeit,
- logische Argumentation,
- Verantwortung,
- Verständlichkeit,
- Ehrlichkeit,
- Fairness.

Abbildung und Text: C. Winkelmann

6 Schlusswort

In diesem Buch wurde im Hinblick auf die Komplexität von Schmerzen der Patient:innen und Klient:innen die Rolle Medical Expert im CanMEDS-Rollenkonzept besonders aus physiotherapeutischer Perspektive herausgearbeitet. Die Gesundheitsversorgung muss unabhängig von der Profession und insbesondere bei Schmerzerkrankungen die bio-psycho-sozialen Befindlichkeiten berücksichtigen. Hierzu sind sowohl multimodale Konzepte als auch Interdisziplinarität erforderlich. Dies allein ist jedoch unzureichend, denn die Patient:innen selbst sowie ggf. deren Angehörige nehmen eine bedeutende Rolle im Schmerzmanagement-Prozess ein. Um dieser Rolle gerecht zu werden, haben die Patient:innen- und Angehörigen-Edukation, die Stärkung der Selbstwirksamkeit und die Selbsthilfe-Förderung einen großen Stellenwert in der Therapie. Die Rolle Medical Expert verlangt neben fachlicher und methodischer Expertise zwingend die Netzwerkarbeit, Kooperation, Kommunikation mit anderen Berufs- oder Professionsangehörigen, Management- und Organisationsgeschick und den Willen zum lebensbegleitenden Lernen.

Das Rollenkonzept CanMEDS stammt aus Canada und wird mittlerweile in vielen Aus- und Weiterbildungsprogrammen im Gesundheitswesen als Grundlage für die Entwicklung von Lernzielen und -inhalten herangezogen. Dieses Buch ist Teil der light-Reihe, in der jeweils eine Rolle herausgegriffen und anhand von Definitionen, Instrumenten und wesentlichen Aspekten aufgezeigt wird, was die Rolle besonders auszeichnet und wie sie mit Leben gefüllt werden kann.

Die Bücher der light-Reihe sind mit ihrem „backrezeptartigen“ Schreibstil und den großzügigen Abbildungen eine Einladung zum Anwenden, Erproben und Weiterentwickeln.

Text: C. Winkelmann

Literatur

Keifel, F., Winkelmann, C. & Graf-Baumann, T. (2001). *Physiotherapie bei Schmerzerkrankungen*. Verfügbar unter https://www.schmerzgesellschaft.de/fileadmin/2021/pdf/DS_Flyer_Patienten_Physiotherapie_Cewe_04102021_Screen.pdf

Laube, W. (2020). *Sensomotorik und Schmerz. Wechselwirkungen von Bewegungsreizen und Schmerzempfinden*. Berlin/Heidelberg: Springer. https://doi.org/10.1007/978-3-662-60512-7

Winkelmann, C. & Helmer-Denzel, A. (2021). *Teambuilding leicht gemacht. Von der Projektidee zum Teamerfolg*. Hogrefe. https://doi.org/10.1024/86177-000

Winkelmann, C. & Helmer-Denzel, A. (2022). *Zielgerichtete Kommunikation. Von A wie Anstoß bis Z wie Zwei-Spalten-Methode*. Bern: Hogrefe. https://doi.org/10.1024/86230-000

Winkelmann, C. & Rogalski, C. (2021). *BWLight für Gesundheitsberufe. Plan-Do-Check-Act für Klinik und Praxis*. Hogrefe. https://doi.org/10.1024/86132-000

Weiterführende Literatur

Butler, D. (2009). *Schmerzen verstehen*. Berlin/Heidelberg: Springer. https://doi.org/10.1007/978-3-642-01687-5

Dejung, B. (2022). *Manuelle Triggerpunkt-Therapie und Dry Needling bei chronischen Schmerzen. Die myofasziale Wissenschaft als Hilfe für eine ungelöste Herausforderung*. Bern: Hogrefe. https://doi.org/10.1024/86165-000

Elzer, M. (2009). *Kommunikative Kompetenzen in der Physiotherapie. Lehrbuch der Theorie und Praxis verbaler und nonverbaler Interaktion*. Bern: Huber.

Ewers, E., Schüßler, N., Gnass, I., Nestler, N., Sirsch, E. (Hrsg.). (2021). *Kompendium Schmerz. Für Schmerzexperten in Pflege- und Gesundheitsberufen*. Bern: Hogrefe. https://doi.org/10.1024/86049-000

Fischer, T. (2012). *Multimorbidität im Alter/Schmerzeinschätzung bei Menschen mit schwerer Demenz. Das Beobachtungsinstrument für das Schmerzassessment bei alten Menschen mit schwerer Demenz (BISAD)*. Bern: Huber.

Flor, H., Lautenbacher, S., Kunz, M. (2021). *Neuropsychologie des chronischen Schmerzes*. Göttingen: Hogrefe. https://doi.org/10.1026/02246-000

Gallacchi, G., Pilger, B. (2005). *Schmerzkompendium. Schmerzen verstehen und behandeln* (2. Aufl.). Stuttgart: Thieme.

Geissner, E. (1996). *Die Schmerzempfindungs-Skala (SES)*. Göttingen/Bern: Hogrefe.

Geissner, E. (2001). *Fragebogen zur Erfassung der Schmerzverarbeitung (FESV)*. Bern/Göttingen: Hogrefe.

Gnass, I., Sirsch, E. (2022). *Die Komplexität des Schmerzes. Schmerzexpertise nach dem EFIC-Curriculum*. Bern: Hogrefe. https://doi.org/10.1024/86196-000

Görgner, A. (2020). Bluthochdrucksenkung durch hämatogene Ausleitung. *Zeitschrift für Komplementärmedizin*, 12(2), 62–65.

Groß, M., Warschburger, P. (2012). *Chronische Bauchschmerzen im Kindesalter. Das „Stopp den Schmerz mit Happy-Pingu"-Programm*. Göttingen: Hogrefe.

Handel, E. (2009). *Praxishandbuch ZOPA. Schmerzeinschätzung bei Patienten mit kognitiven und/oder Bewusstseinsbeeinträchtigungen*. Bern: Huber.

Keifel, F., Winkelmann, C. & Nobis, H.-G. (2020). Geschichte der Schmerztherapie. In: H.-G. Nobis, R. Rolke & T. Graf-Baumann (Hrsg.), *Schmerz – eine Herausforderung*. (3., vollständig aktualisierte und erweiterte Auflage, S. 16–19). Springer.

Kern, K.-U. (2021). *Mit einem Bein bereits im Himmel. Phantomwahrnehmungen – auf den Spuren eines rätselhaften Phänomens*. Bern: Hogrefe.

Klan, T., Liesering-Latta, E. (2020). *Kognitiv-verhaltenstherapeutisches Migränemanagement (MIMA). Ein Behandlungsmanual zur Krankheitsbewältigung und Attackenprophylaxe bei Migräne*. Göttingen: Hogrefe.

Klug Redman, B. (2008). *Selbstmanagement chronisch Kranker. Chronisch Kranke gekonnt einschätzen, informieren, beraten und befähigen*. Bern: Huber.

Mann, E.M., Carr, E.C.J. (2020). Schmerz und Schmerzmanagement. Praxishandbuch für Pflegende und Pain Nurses. In J. Osterbrink, J. Georg & C. Gerhard (Eds.), *Schmerz und Schmerzmanagement*. Hogrefe: Bern.

Martin, A. & Rief, W. (2008). *Wie wirksam ist Biofeedback? Eine therapeutische Methode*. Bern: Huber.

Maurischat, C., Härter, M. & Bengel, J. (2006). *Freiburger Fragebogen – Stadien der Bewältigung chronischer Schmerzen*. Göttingen: Hogrefe.

Müller, S.M., Winkelmann, C. & Grunwald, M. (2022). *Lehrbuch Haptik: Grundlagen und Anwendung in Therapie, Pflege und Medizin*. Berlin/Heidelberg: Springer. https://doi.org/10.1007/978-3-662-64012-8

Nicholas, M., Molloy, A., Tonkin, L. & Beeston, L. (2014). *Den Schmerz in den Griff bekommen. Die Strategie des aktiven Umgangs mit chronischen Schmerzen* (2. Aufl.). Bern: Huber.

Schiffter, R. & Harms, E. (2009). *Bindegewebsmassage: Neuronale Abläufe – Befund – Praxis* (15. Aufl.). Stuttgart: Thieme.

Schneider, C. (2018). *Praxis-Guide Betriebliches Gesundheitsmanagement. Tools und Techniken für eine erfolgreiche Gesundheitsförderung am Arbeitsplatz* (3. Aufl.). Bern: Hogrefe.

Schneiter-Ulmann, R., Föhn, M. (2020). *Lehrbuch Gartentherapie* (2. Aufl.). Bern: Hogrefe. https://doi.org/10.1024/85742-000

Specht-Tomann, M., Sandner-Kiesling, A. (2014). *Schmerz. Ganzheitliche Wege zu mehr Lebensqualität*. Bern: Huber.

von Wachter, M. & Kappis, Bernd. (2019). *Therapie-Tools Schmerzstörungen*. Weinheim: Beltz.

Wilda-Kiesel, A., Tögel, A., Wutzler, U. (2017). *Kommunikative Bewegungstherapie. Brücke zwischen Psychotherapie und Körpertherapie*. Bern: Huber.

Znoj, H. (2021). *Ratgeber Trauer. Informationen für Betroffene und Angehörige* (2. Aufl.). Göttingen: Hogrefe. https://doi.org/10.1026/02976-000

Autorinnen

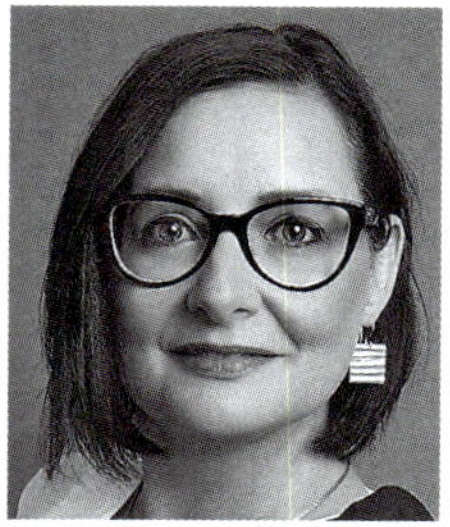

Prof. Dr. rer. med. Claudia Winkelmann promovierte an der Medizinischen Fakultät der Universität Greifswald. Sie ist unter anderem Schwerpunktprofessorin für Qualitätsgesicherte Strukturentwicklung in Studium und Lehre mit Wissenschaftlicher Gesamtleitung des Bereichs Weiterbildung an der Alice-Salomon-Hochschule Berlin.

Davor war sie Studiendekanin und Studiengangsleiterin im Studiengang Interprofessionelle Gesundheitsversorgung an der staatlichen Dualen Hochschule Baden-Württemberg. Sie forscht unter anderem in BMBF geförderten Projekten zur flächendeckenden Versorgung Hochbetagter, zur Haptik und zu Zukunftsmodellen der Arbeit. Als Physiotherapeutin, unter anderem mit Zertifikaten in Manual- und Medizinischer Trainingstherapie sowie als Führungskraft war sie in verschiedenen Universitätsklinika tätig. Sie engagiert sich in Fachgesellschaften und als Lesebotschafterin im Land Berlin. Ihre gebündelte Expertise bringt sie darüber hinaus als wissenschaftliche Beirätin diverser Fachjournals und Verlage ein.

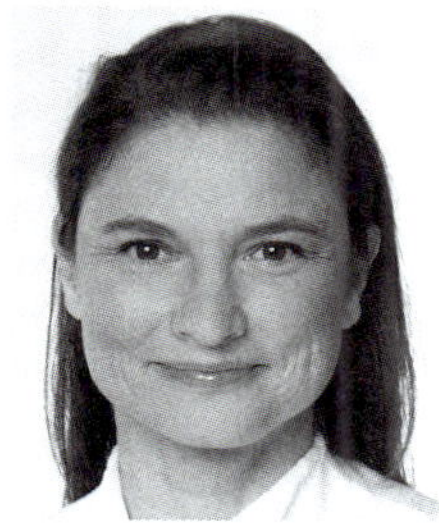

Dr. med. Anke Görgner ist Fachärztin für Anästhesiologie mit dem Fachkundenachweis „Leitender Notarzt“ sowie den Zusatzbezeichnungen „Notfallmedizin“ und „Naturheilverfahren“. Ihre spezifischen Qualifikationen umfassen die Integrative Schmerztherapie, die Konstitutionsmedizin sowie die Traditionelle Europäische Medizin (TEM).

Anke Görgner war von 1993 bis 2010 Leitende Notärztin und von 2010 bis 2017 die erste Leitende Oberärztin der Abteilung Naturheilkunde in der Klinik für Innere Medizin am HELIOS/SANA Klinikum Leipziger Land. 2019 gründete sie eine privatärztliche Tagesklinik für Naturmedizin in Leipzig mit den Schwerpunkten Integrative Schmerztherapie, Herz-Kreislauf-Erkrankungen, chronisch-entzündliche Magen-Darm-Erkrankungen sowie Primär- und Sekundärprävention von Krebserkrankungen.